VAK vital

Josef Pies

Wasserstoffsuperoxid

Natürlich und nebenwirkungsfrei
Gegen Viren und Bakterien
Für Gesundheit, Haushalt und Hygiene

VAK vital

VAK Verlags GmbH
Kirchzarten bei Freiburg

Vorbemerkung des Verlags
Dieses Buch dient der Information über Möglichkeiten der Gesundheitsvorsorge und Selbsthilfe. Wer sie anwendet, tut dies in eigener Verantwortung. Autor und Verlag beabsichtigen nicht, Diagnosen zu stellen und Therapieempfehlungen zu geben.
Die Informationen in diesem Buch sind nicht als Ersatz für professionelle medizinische Behandlung bei gesundheitlichen Beschwerden zu verstehen.

Bibliografische Information der Deutschen Bibliothek
Die Deutsche Bibliothek verzeichnet diese Publikation in der Deutschen Nationalbibliografie; detaillierte bibliografische Daten sind im Internet über http://ddb.d-nb.de abrufbar.

VAK Verlags GmbH
Eschbachstraße 5
79199 Kirchzarten
Deutschland
www.vakverlag.de

8. Auflage 2021

(ISBN der 1. Auflage: 978-3-935767-36-6)
Lektorat: Nadine Britsch
Fotos: S. 12, 13, 30, 35, 40, 44, 46, 54, 56, 58, 69, 71, 74, 76 © Microsoft ClipArt,
S. 21 iStock © Konstantin Tavrov, S. 33 © Patrick Coin,
S. 14 Bundesarchiv Bild 10212525 © Georg Pahl, S. 25 Wikipedia
Umschlagdesign: Hugo Waschkowski, Freiburg
Reihenlayout: Karl-Heinz Mundinger, VAK
Satz: Goar Engeländer (www.dametec.de)
Druck: MediaPrint GmbH, Paderborn
Printed in Germany
ISBN 978-3-86731-116-8 (Paperback)
ISBN 978-3-95484-038-0 (ePub)
ISBN 978-3-95484-039-7 (Kindle)
ISBN 978-3-95484-040-3 (PDF

Inhalt

Einleitung

Ich erinnere mich noch gut daran, wie fasziniert ich als Zivildienstleistender auf einer Pflegestation von dem Sprudeln des zur Wundreinigung (zum Beispiel bei Dekubitus) eingesetzten Wasserstoffsuperoxids war. Dieses Sprudeln, das durch die Sauerstoffentwicklung entsteht, ist ein sichtbares Zeichen für die Wirkkraft. Als ich dann während eines Urlaubs einen Koffer voll einschlägiger Lektüre studierte, lernte ich viele weitere Anwendungsmöglichkeiten von Wasserstoffsuperoxid kennen. Sie werden in diesem Buch vorgestellt, das dazu anregen will, sich näher mit dieser Natursubstanz zu befassen – Wasserstoffsuperoxid wird auch im menschlichen Organismus gebildet und übernimmt dort lebenswichtige Aufgaben.

Dabei ist zu beachten, dass Wasserstoffsuperoxid nur eine Facette der so genannten bio-oxidativen Therapieformen darstellt, wovon einige jedoch nicht für die Selbstanwendung geeignet sind. Wasserstoffsuperoxid kann hingegen in begrenztem Maße von jedem selbst angewendet werden. Solche Anwendungsmöglichkeiten (Körperpflege, verschiedene Erkrankungen, Haushalt, Tier- und Pflanzenzucht) stehen in den nächsten Kapiteln im Vordergrund.

Wasserstoffsuperoxid hat seit mehr als 150 Jahren seinen festen Platz als Heilmittel.

Vor allem die Tatsache, dass Wasserstoffsuperoxid sehr preiswert und nicht patentierbar ist, dürfte mitverantwortlich dafür sein, dass sich keine großen Pharmafirmen dafür interessieren und es bisher von der Schulmedizin kaum anerkannt ist.

Immerhin gibt es aber engagierte Ärzte und Forscher, die sich nicht entmutigen lassen und erstaunliche Erfolge vorweisen können. So gibt es mehrere tausend Veröffentlichungen zum therapeutischen Einsatz von Wasserstoffsuperoxid, die eine Fülle von Erfahrungsberichten beinhalten, und seine Wirksamkeit empirisch (aufgrund von Erfahrung), aber auch wissenschaftlich belegen. Den Kritikern ist leider oft nicht mehr über Wasserstoffsuperoxid bekannt, als dass man damit Haare bleichen kann.

Während die einen Wasserstoffsuperoxid als wichtiges universelles Heil- und Hygienemittel schätzen, wird es von anderen als gefährliche Substanz verteufelt. Ein sorgfältiger und vorsichtiger Umgang mit dem sehr reaktiven Wasserstoffsuperoxid ist in jedem Fall unerlässlich.

Was diese Substanz so einmalig und aufregend macht, lässt sich folgendermaßen zusammenfassen (vgl. auch Madison Cavanaugh 2008):

- Die Behandlung mit Wasserstoffsuperoxid ist ganzheitlich, weil dadurch eine Umgebung geschaffen wird, die den Körper zur Selbstheilung anregt.
- Die therapeutische Anwendung von Wasserstoffsuperoxid ist, anders als die meisten hoch spezialisierten Heilmittel, nicht auf einen sehr kleinen Bereich von Krankheiten beschränkt; außerdem stellt sie dem Körper eines der von ihm am meisten gebrauchten Elemente, nämlich Sauerstoff, zur Verfügung.
- Die Aussagen über Wasserstoffsuperoxid sind besonders glaubwürdig, weil sie nicht profitorientiert sind. Im Gegensatz zu den meisten anderen Heilmitteln, lässt sich mit dem preiswerten Wasserstoffsuperoxid nämlich nicht viel Geld verdienen: Der Tagesbedarf an Wasserstoffsuperoxid kostet nur wenige Cent.

- Wasserstoffsuperoxid kann ganz universell bei fast jedem Menschen und sogar bei Tieren angewendet werden. Ausnahmen bilden lediglich Patienten mit Organtransplantaten.
- Im Gegensatz zu fast allen anderen Heilmitteln verursacht lebensmitteltaugliches Wasserstoffsuperoxid keine Nebenwirkungen und kann sogar das Immunsystem stärken.
- Bei vielen Behandlungsmethoden handelt es sich um kurzlebige Modetherapien. Wasserstoffsuperoxid hat hingegen seit mehr als anderthalb Jahrhunderten seinen festen Platz als Heilmittel.

Das vorliegende Buch will dazu beitragen, dass sich jeder sein eigenes Bild von den vielfältigen Möglichkeiten von Wasserstoffsuperoxid machen kann.

Sauerstoff – ein ganz besonderes Gas

Die Wirkung von Wasserstoffsuperoxid geht letztendlich auf die Entwicklung von Sauerstoff zurück, wie in den folgenden Kapiteln näher ausgeführt wird. Daher wollen wir uns zu Beginn ein wenig mit diesem Element befassen.

Der wissenschaftliche Elementname Oxygenium setzt sich aus den griechischen Begriffen für sauer (*oxys*) und erzeugen (*gen-*) zusammen; der Name bedeutet also Säureerzeuger. Entdeckt wurde das Element unabhängig voneinander im Jahr 1771 von dem Apotheker und Chemiker Carl Wilhelm Scheele (1742–1786) und 1774 von dem Theologen und Naturwissenschaftler Joseph Priestley (1732 / 1733–1804).

Schon 1783 berichtete der französische Arzt Caillens in der *Gazette de Santé*, dass er eine Patientin durch tägliche Sauerstoffinhalation von Tuberkulose geheilt habe, und 1798 wurde in England von Thomas Beddoes (1760–1808) die *Pneumatic Institution for Inhalation Gas Therapy* gegründet.

Voraussetzung für eine ausreichende Energieversorgung unserer Körperzellen ist, dass ihnen genügend Sauerstoff zur Verfügung steht.

Sauerstoff ist mit 50,5 Prozent Massenanteil das häufigste chemische Element auf der Erde; im Weltall stellt er nach Wasserstoff und Helium das dritthäufigste Element dar. Da sich auch Wasser aus Wasserstoff und Sauerstoff zusammensetzt, enthält unser Körper etwa 60 bis 70 Prozent Sauerstoff.

Normalerweise lagern sich zwei Sauerstoffatome zu Disauerstoff (O_2) zusammen, es gibt aber auch

Singulettsauerstoff (O^-), der zum Beispiel aus Wasserstoffsuperoxid entsteht und sehr reaktiv ist. Außerdem ist eine Dreierkonfiguration zu Trisauerstoff möglich, dem Ozon (O_3), das später noch ausführlicher behandelt wird (siehe Kapitel „Ozon, die Schwester von Wasserstoffsuperoxid“).

Sauerstoff ist bei normaler Temperatur ein farb-, geruch- und geschmackloses Gas. Es ist sehr reaktionsfreudig und reagiert mit anderen Elementen oder Verbindungen teils explosionsartig und unter heftiger Energieentwicklung (zum Beispiel Wärme- und Lichtentwicklung, wie beim Feuer). Eine solche Reaktion nennt man Oxidation. Dabei übernimmt der Sauerstoff ein Elektron von dem Reaktionspartner und wird dadurch reduziert (Aufnahme eines Elektrons), der Reaktionspartner wird oxidiert (Abgabe eines Elektrons). Während eine solche Oxidation beim Feuer sehr rasch abläuft, dauert sie beim Rosten von Eisen sehr lange. Auch das Ranzigwerden von Butter ist eine Oxidation. Die bei einer Oxidation entstehenden Sauerstoffverbindungen nennt man Oxide. Demnach ist Wasser mit der Formel H_2O ein Wasserstoffoxid. Sind jedoch zwei Atome Sauerstoff enthalten, spricht man von Wasserstoffsuperoxid oder einfach Wasserstoffperoxid (H_2O_2).

Fast der gesamte freie und der in Seen, Flüssen und Ozeanen gelöste Sauerstoff stammt ursprünglich aus der Aktivität photosynthetisch tätiger Organismen. Sie binden die Sonnenenergie, indem sie Kohlenwasserstoffe (Zucker) bilden. Dabei wird Kohlendioxid verbraucht und Sauerstoff freigesetzt. Der Zucker wird dann wieder von aeroben (Sauerstoff verbrauchenden) Organismen – dazu zählt auch der Mensch – zur Energiegewinnung abgebaut. Unsere Zellen binden die Energie vor allem in den Mitochondrien in Form von ATP (Adenosintriphosphat), einer chemischen Verbindung, die oft als Einheitswährung des Körpers bezeichnet wird.

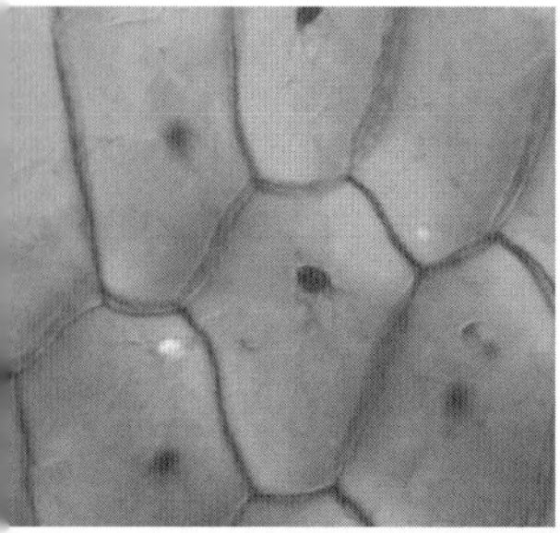

Voraussetzung für eine ausreichende Energieversorgung der Zellen ist also, dass ihnen genügend Sauerstoff zur Verfügung steht. Dieser wird der Atemluft in der Lunge entnommen und gegen Kohlendioxid ausgetauscht. Von der Lunge aus wird er durch die Blutgefäße im ganzen Körper verteilt, bis hin zu jeder noch so entlegenen Zelle. Da Sauerstoff im Blut nicht gut löslich ist, wird er für den Transport mithilfe von Eisen an ein Eiweiß der roten Blutkörperchen, das Hämoglobin, gebunden.

Freier Sauerstoff macht 20,95 Volumenprozent (23,16 Prozent Massenanteil) unserer Atemluft aus. Die nachfolgende Tabelle verdeutlicht, wie stark Sauerstoff unter Normalbedingungen beim Atmen verbraucht und wie viel Kohlendioxid abgegeben wird:

Gas	Einatmen	Ausatmen
Stickstoff	78 %	78 %
Sauerstoff	21 %	17 %
Kohlendioxid	0,04 %	4,04 %
Edelgase	0,96 %	0,96 %

Ohne Sauerstoff wäre Leben auf der Erde undenkbar. Der Mensch benötigt täglich ein knappes Kilogramm freien Sauerstoff, zwei Kilogramm Nahrung und ein Kilogramm Wasser. Das bedeutet in Ruhe pro Minute einen Bedarf von etwa 200 Milliliter Sauerstoff, was etwa dem Volumen einer Tasse entspricht; bei Anstrengung sind es sogar etwa acht Liter. Zusätzlich nimmt der Körper über die Nahrung täglich noch etwa 225 Gramm chemisch gebundenen Sauerstoff auf. Einen besonders hohen Sauerstoffbedarf hat unser Gehirn. Es nimmt zwar nur etwa zwei

Prozent unserer Körpermasse ein, benötigt jedoch mehr als 20 Prozent des Sauerstoffs. Wie wichtig er für unser Überleben ist, zeigt die Tatsache, dass wir mehrere Monate ohne Nahrung, mehrere Tage ohne Wasser, aber nur einige Minuten ohne Sauerstoff überleben können.

Umso dramatischer ist die Tatsache, dass der Sauerstoffgehalt unserer Atemluft ständig abnimmt. Waren es vor einigen hundert Jahren noch 35 Prozent, sorgte die industrielle Revolution des 19. Jahrhunderts für einen Rückgang auf 24 Prozent und heute sind bedenkliche 21 Prozent erreicht. In besonders stark belasteten Industriegebieten liegt der Sauerstoffgehalt sogar unter 15 Prozent. Das kann bei den dort lebenden Menschen zu einem schleichenden Sauerstoffdefizit führen. Dem kann man mit einer Sauerstoffbehandlung – auch mit Wasserstoffsuperoxid – entgegenwirken.

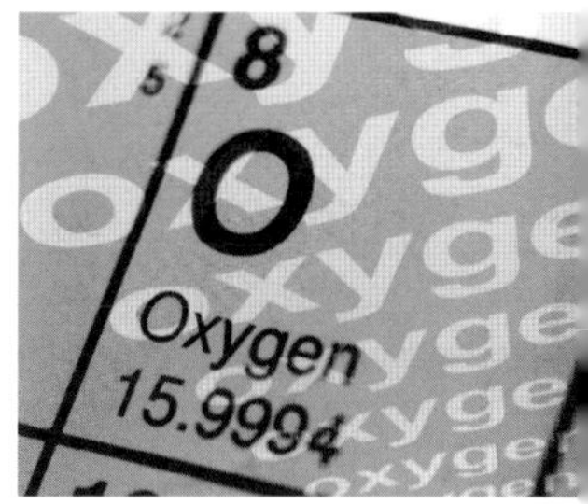

Da das Plankton der Weltmeere und die tropischen Regenwälder unsere wichtigsten Sauerstofflieferanten sind, trägt auch der an letzteren betriebene Raubbau erheblich zu dem Rückgang der Sauerstoffkonzentration bei.

Der Sauerstoffgehalt der Atemluft kann aber auch durch natürliche Faktoren wie eine hohe Luftfeuchtigkeit (Sauerstoffmoleküle werden durch Flüssigkeitspartikel verdrängt) und einen niedrigen Luftdruck verringert sein. Viel gravierender aber wirken sich „Zivilisations"-Faktoren aus, nämlich Umweltgifte wie Auto- und Industrieabgase sowie Zigarettenrauch. Sie sind dafür verantwortlich, dass die Luft – je nach Blickwinkel – im wahrsten Sinne des Wortes dünn (geringer Sauerstoffgehalt) beziehungsweise dick (viele Verunreinigungen) ist.

Man kann sich leicht vorstellen, was dieser dramatische Rückgang für uns Menschen und andere Lebewesen bedeutet, die auf eine ausreichende Sauerstoffversorgung angewiesen sind. Denn die Evolution kann sich nicht so ohne Weiteres auf derart nachhaltige Veränderungen einstellen. Dazu bedarf es unzähliger Generationen.

Während wir Sauerstoff zur Energiegewinnung dringend benötigen – man spricht von aerober Energiegewinnung – gibt es auch anaerobe Organismen, die keinen Sauerstoff vertragen. Dazu zählen viele krankheitserregende Bakterien und auch der Schimmelpilz mag es nicht, wenn man Räume zu gut lüftet.

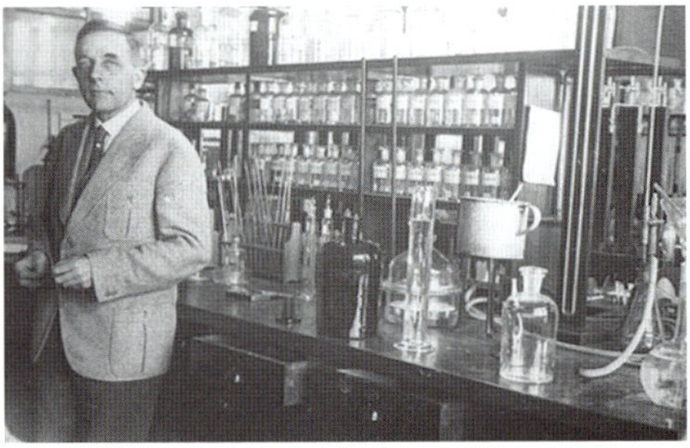

Otto-Heinrich Warburg (1883–1970)

Aber auch Krebszellen schalten auf eine anaerobe Energiegewinnung (Gärung) um, wie der zweifache Nobelpreisträger Dr. Otto Heinrich Warburg schon in den 1920er-Jahren feststellte. Man spricht daher bei dem veränderten Stoffwechsel von Tumorzellen auch vom sogenannten „Warburg-Effekt". Die nach dem Wissenschaftler benannte Warburg-Hypothese von 1924 führt die Krebsentstehung auf eine Störung der Mitochondrienfunktion zurück. Wird der Umgebung von Krebszellen Sauerstoff zugesetzt, sterben sie ab. Diese Erkenntnis führte zu dem Einsatz von Wasserstoffsuperoxid in der Krebstherapie.

Erst gut 80 Jahre nach Aufstellung der Warburg-Hypothese konte sie durch mehrere Arbeiten wissenschaftlich gestützt werden (Thierbach et al. 2005, Schulz et al. 2006, Langbein et al.

2006, Pelicano et al. 2006, Müllner et al. 2006 und Bonnet et al. 2007 sowie Kiebish et al. 2008). Zwingt man Krebszellen nämlich zur (aeroben) Sauerstoffatmung, lässt sich ihr Wachstum dadurch effektiv hemmen.

Während man in früheren Jahrhunderten Kranke oft in abgeschlossenen Räumen noch kränker machte, weiß man heute, dass ein gut gelüftetes Krankenzimmer die Heilung unterstützt. Schon der berühmte griechische Arzt Hippokrates (ca. 460 bis 370 vor Chr.) verordnete seinen Patienten, frische Luft zu atmen. Im Prinzip weiß jeder Mensch ganz intuitiv, wie wichtig Sauerstoff ist; nicht von ungefähr haben wir oft das Bedürfnis, „an die frische Luft zu gehen".

Da wir, wenn auch nur einen geringen Teil, unseres Sauerstoffs mit der Nahrung aufnehmen, ist zu bedenken, dass ein Teil davon durch die Verarbeitung (kochen, braten, dünsten etc.) verloren geht.

Nicht zuletzt ist natürlich auch die richtige Atemtechnik für eine ausreichende Sauerstoffversorgung wichtig (Zwerchfellatmung statt Brustatmung).

Der durchschnittliche Sauerstoffgehalt unserer Venen liegt bei 60 bis 70 Prozent, was laut dem Naturarzt Donsbach (1993) entschieden zu wenig ist. Deshalb ist es sinnvoll, den Blutsauerstoffgehalt zu erhöhen. Dazu sind Wasserstoffsuperoxid und Ozon gut geeignet. Wie am Beispiel der Atherosklerose (siehe Kapitel „Wasserstoffsuperoxid bei rheumatischen Erkrankungen") verdeutlicht wird, führt beispielsweise ein 82-prozentiger Sauerstoffgehalt zu einem deutlichen Energieanstieg.

Bio-oxidative Therapiemethoden

Der Begriff bio-oxidative Therapie wurde 1986 erstmals von Dr. Charles H. Farr (1927–1998) verwendet (nach Altman 1995). Er umfasst die Behandlungsmethoden, mithilfe derer unserem Körper zusätzlicher Sauerstoff zur Verfügung gestellt werden kann. Dazu zählen vor allem Ozon, Wasserstoffsuperoxid und die Sauerstoffüberdrucktherapie (hyperbare Sauerstofftherapie; Mehrschritt-Therapie nach Prof. von Ardenne etc.). Letzteres ist ein Verfahren, bei dem Patienten unter höherem als normalem Luftdruck Sauerstoff einatmen. Dadurch wird weitaus mehr Sauerstoff im Blut gelöst als normalerweise und die Sauerstoffversorgung wird auch in unterversorgtem Gewebe verbessert. Zwei weitläufig bekannte Indikationen für eine hyperbare Sauerstofftherapie sind die Taucherkrankheit und eine Rauchgasvergiftung.

Die Vorteile der bio-oxidativen Therapien lassen sich wie folgt zusammenfassen: „optimaler Sauerstoff = optimale Gesundheit, minimaler Sauerstoff = minimale Gesundheit“. Einige Anwendungsmöglichkeiten (Ozon und Wasserstoffsuperoxid) eignen sich hervorragend für die Selbstanwendung, viele aber dürfen nur von Fachleuten durchgeführt werden.

Die Tatsache, dass jährlich Hunderte neuer wissenschaftlicher Arbeiten zu bio-oxidativen Therapien erscheinen, zeigt, wie bedeutend und interessant sie sind. Schätzungsweise wurden im 20. Jahrhundert mehr als zehn Millionen Menschen mit bio-oxidativen Methoden behandelt (Altman 1995), entweder ausschließlich oder in Kombination mit anderen Therapieformen. Der begrenzte Umfang dieses Buches erlaubt es nicht, detailliert auf alle Krankheiten einzugehen, aber das Spektrum umfasst gemäß den Angaben der *Stiftung für Bio-oxidative Medizin* (nach Altman 1995) Herz- und Gefäßkrankheiten, Lungenerkrankungen, Infektionen, Immunkrankheiten und viele andere (Alzheimer, Parkinson, Migräne etc.). Interessanterweise spielen vor allem viele deutsche Ärzte und Wissenschaftler in der bio-oxidativen Medizin eine Pionierrolle.

Bio-oxidative Therapien umfassen Behandlungsmethoden, mithilfe derer unserem Körper zusätzlicher Sauerstoff zur Verfügung gestellt wird.

Da Ozon und Wasserstoffsuperoxid eng miteinander verwandt sind und ein vergleichbares Anwendungsspektrum haben, wird der „Schwester" von Wasserstoffsuperoxid nachfolgend ein eigenes Kapitel gewidmet. Immerhin wird Ozon in Wasserstoffsuperoxid umgewandelt, wenn es durch Wasser geleitet wird.

Ozon, die Schwester von Wasserstoffsuperoxid

Mitunter wird Ozon als Schwester von Wasserstoffsuperoxid bezeichnet und tatsächlich haben beide Substanzen viele Gemeinsamkeiten. Die wichtigste dürfte darin bestehen, dass sowohl Ozon als auch Wasserstoffsuperoxid therapeutisch breit eingesetzt werden. Ozon (O_3) besitzt im Vergleich zu Sauerstoff (O_2) sowie Wasserstoffsuperoxid (H_2O_2) im Vergleich zu Wasser (H_2O) ein „überschüssiges" Sauerstoffatom. Dadurch sind beide in der Lage, den Körper mit Sauerstoff anzureichern. Beschäftigen wir uns zunächst aber ein wenig näher mit Ozon.

In einer Fußnote schlägt Schönbein 1840 den Namen Ozon vor: „An diese Bemerkung knüpfe ich noch den Vorschlag, das riechende Princip *Ozon* zu nennen." *

Nach einem heftigen Gewitter riecht die Luft ganz besonders frisch. Dafür ist Ozon verantwortlich, das sowohl durch die Energie von UV-Strahlen der Sonne als auch durch die Energie eines Gewitters oder eines Blitzschlags gebildet wird. Schon die Hebräer sprachen vom „Atem Gottes" und 1785 beschrieb der Niederländer Martin van Marum (1750–1837) erstmals den stechend-penetranten Geruch von Ozon. Der deutschstämmige Baseler Chemiker Christian Friedrich Schönbein (1799–1868) entdeckte Ozon im Jahr 1839 und entwickelte Methoden, das

* Der Vorschlag geht ursprünglich auf seinen Baseler Kollegen, den Philologen Wilhelm Vischer-Bilfinger (1808–1874) zurück.

Gas nachzuweisen (Schönbein 1840). Im Jahre 1856 wurde Ozon erstmals zur Desinfektion von Operationssälen verwendet, aber erst 1865 fand der schweizerische Chemiker und Physiker Jacques-Louis Soret (1827–1890) heraus, dass es sich bei Ozon um das dreiatomige Sauerstoffmolekül O_3 handelt (Soret 1865).

Die Bedeutung der Ozonschicht in der Atmosphäre – oder besser ihre Zerstörung – wurde vor allem durch das seit den 1980er-Jahren im Winter und Frühling auftretende Ozonloch ins allgemeine Bewusstsein gerückt. Diese Ozonschicht in etwa 20 bis 30 Kilometer Höhe schützt uns zu einem gewissen Grad vor den gefährlichen UV-Strahlen der Sonne, indem sie einen Großteil davon absorbiert. So nützlich und wichtig das Gas „dort oben" ist, so schädlich und gefährlich ist Ozon aber auf der Erde. Hier wird es unter anderem durch Abgase im Übermaß gebildet und verursacht Symptome wie Bronchitis.

In therapeutischen Dosen und verantwortungsvoll angewendet – in hohen Dosen kann es die Lungen schädigen –, ist Ozon aber ein Therapeutikum mit einem breiten Anwendungsspektrum, ähnlich wie Wasserstoffsuperoxid. Von etlichen Kommunen wird Ozon zur Wasserdesinfektion eingesetzt. Gegenüber Chlor hat es nämlich den Vorteil, keine unerwünschten Effekte (wie Reizungen der Augen und der Haut) hervorzurufen.

In der zweiten Hälfte des 20. Jahrhunderts fanden in Deutschland bei mehr als einer Million Patienten über zehn Millionen Ozonbehandlungen statt.

Schon 1860 wurde in Monaco die erste Fabrik zur Wasseraufbereitung mit Ozon gebaut.

Nach einer schweren Choleraepidemie in Hamburg wurde 1901 in Wiesbaden das erste Wasserwerk erbaut, bei dem das von Werner von Siemens (1816–1892) entwickelte Prinzip zur Wasseraufbereitung mit Ozon zur Anwendung kam. Bald darauf folgten Wasserwerke dieser Art in Paderborn, Marseille, Brüssel, Moskau, Zürich, Singapur, Los Angeles, San Francisco und vielen weiteren Städten.

Seit 1950 wird Ozon auch für die Desinfektion öffentlicher Bäder genutzt und bei den Olympischen Spielen von 1984 in Los Angeles bestanden europäische Sportlerteams darauf, dass Ozon statt Chlor in den Schwimmhallen verwendet wurde (Altman 1995).

Therapeutisch wird Ozon meist als Ozon-Sauerstoffgemisch eingesetzt, d.h. als ozoniertes, also mit Ozon angereichertes Wasser zur Begasung des Dickdarms (Insufflation), als Infusion (arteriell oder venös) oder Injektion (intramuskulär) und zur Eigenblutbehandlung (große und kleine Autohämotherapie). Der Berliner Arzt Dr. Albert Wolff behandelte 1915 erstmals Haut-erkrankungen mit Ozon und im ersten Weltkrieg setzten es die Deutschen bei Verwundungen und Infektionen ein, da es Bakterien, Viren und Pilze vernichtet. Nach und nach eroberte Ozon immer mehr Anwendungsgebiete. In den 1930er-Jahren führten die Ärzte Prof. Dr. Erwin Payr (1871–1946) und Dr. Paul Aubourg die rektale Insufflation (Einlauf) gegen Kolitis und Fisteln ein, 1945 folgte die Infusionstherapie bei Herz-Kreislauf-Erkrankungen, ebenfalls durch Payr, und Ende der 1950er-Jahre führte Prof. Dr. Werner Zabel die Ozonbehandlung bei Krebs ein, die sich in den folgenden Jahrzehnten vor allem in Deutschland immer mehr durchsetzte. In den 1980er-Jahren schließlich behandelte der deutsche Arzt Dr. Horst Kief erstmals AIDS-Patienten mit Ozon. Der erste Ozongenerator, ein Gerät, mit dem Ozon zu therapeutischen Zwecken hergestellt wird, wurde Ende der 1950er-Jahre von dem deutschen Forscher Dr. Joachim Hänsler entwickelt.

Altman (1995) schätzt, dass in der zweiten Hälfte des 20. Jahrhunderts in Deutschland mehr als eine Million Patienten über zehn Millionen Ozonbehandlungen erfahren haben. Heute sind es vor allem arme Staaten wie Kuba, die sich die kostengünstige Therapie zunutze machen.

Etwas Chemie zum Wasserstoffsuperoxid

Einfach ausgedrückt ist Wasserstoffsuperoxid mit der Summenformel H_2O_2 lediglich Wasser (H_2O) mit einem zusätzlichen Sauerstoffatom (O). Tatsächlich handelt es sich aber um zwei völlig unterschiedliche Substanzen mit verschiedenen Eigenschaften. Allerdings kann man sich das zusätzliche Sauerstoffatom für eine verbesserte Sauerstoffversorgung zunutze machen, wie in den folgenden Kapiteln näher erörtert wird.

Wasserstoffsuperoxid entsteht natürlicherweise in geringen Mengen bei vielen Stoffwechselvorgängen (Atmung, Gärung etc.) und in der Atmosphäre. Die energiereichen UV-Strahlen und Gewitter spalten den zweiatomigen Sauerstoff (O_2) in zwei einzelne, instabile Sauerstoffatome, die dann jeweils wieder mit einem Sauerstoffmolekül zu Ozon (O_3) verschmelzen. Aus diesem Ozon wird durch Reaktion mit Regenwasser oder Schnee Wasserstoffsuperoxid. Nach einem Gewitter oder einem starken Regen kann die Konzentration von Wasserstoffsuperoxid in der Atmosphäre ein Milligramm pro Kilogramm Luft betragen.

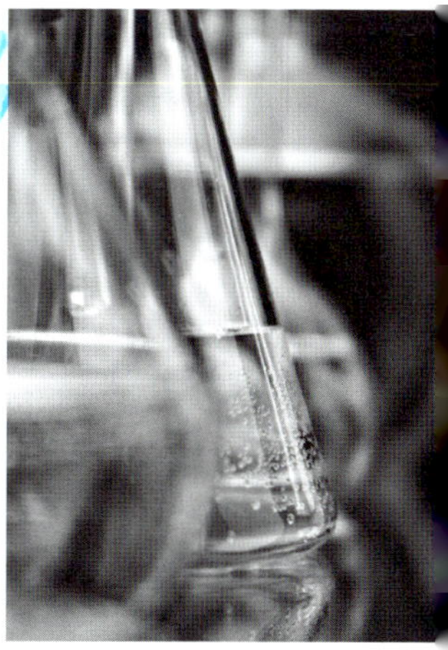

Wasserstoffsuperoxid ist eine klare, farblose und geruchlose Flüssigkeit mit einem Molekulargewicht von 34,02, einem Schmelzpunkt von −0,43° C und einem Siedepunkt von 150,2° C und ist vollständig

Wasserstoffsuperoxid entsteht in geringer Menge bei vielen Stoffwechselvorgäng en (Atmung, Gärung etc.) und in der Atmosphäre.

in Wasser löslich. Es reagiert schwach sauer. In reinstem wasserfreien Zustand ist die Substanz sirupartig und farblos, in sehr dicker Schicht aber blau.

Andere Namen für Wasserstoffsuperoxid sind Wasserstoffperoxid, Wasserstoffdioxid, Hydrogenium peroxidatum, Liquor Hydrogenii dioxidi sowie μ-1κO,2κO′-Dioxidodiwasserstoff und im Englischen *hydrogen peroxide*. 30-prozentiges Wasserstoffsuperoxid bezeichnet man auch als Perhydrol.

Sofern keine Verunreinigungen vorhanden sind, zersetzt sich Wasserstoffsuperoxid nur sehr langsam zu Wasser und Sauerstoff, nämlich höchstens ein Prozent pro Monat. Daher lässt es sich sehr gut aufbewahren. Ist es jedoch verunreinigt (beispielsweise durch Metallionen oder Staub), wird die Zersetzung beschleunigt, ähnlich wie durch Erhitzen oder durch den Einfluss energiereicher Strahlen. Eine Reaktion kann dann sogar explosionsartig erfolgen. Daher wird empfohlen, hochprozentiges Wasserstoffsuperoxid nur in geeigneten Aufbewahrungsgefäßen (zum Beispiel aus hochreinem Aluminium oder Polyethylen) bei Temperaturen unter 0° C aufzubewahren. Verdünntes Wasserstoffsuperoxid (3- bis 6-prozentige Lösung) muss nicht im Kühlschrank, aber kühl gelagert werden, da Kälte die Reaktionsfreudigkeit verringert. Bei der Reaktion zweier Moleküle Wasserstoffsuperoxid zu zwei Molekülen Wasser und einem Molekül Sauerstoff wird eine Energie von 45 Kalorien freigesetzt. Der bei dieser Reaktion entstehende Sauerstoff wirkt bleichend und desinfizierend.

Wasserstoffsuperoxid ist zwar ein hoch reaktives Oxidationsmittel, aber auch umweltverträglich, da nur Wasser und Sauerstoff entstehen. Deshalb wird es industriell entsprechend genutzt:

- ✓ Bleichmittel für Holz, Haare, Baumwolltextilien, Linoleum und Zähne (Bleaching)
- ✓ Papierrecycling (Entfernen der Druckerschwärze)
- ✓ Desinfektionsmittel
- ✓ Reiniger für Kontaktlinsen
- ✓ Antiseptika
- ✓ Oxidationsmittel
- ✓ Sauerstoff-Anreicherung in Aquarien (mittels Spezialeinrichtung)
- ✓ Oxidator für Raketentreibstoffe
- ✓ früher als Treibstoff für U-Boote und kleine Flugzeuge

Folgende Konzentrationen von Wasserstoffsuperoxid kommen üblicherweise zur Anwendung:

- ✓ 3-prozentige Lösungen (oft mit Stabilisatoren) zur äußeren Anwendung bei Mensch und Tier oder zur Desinfektion im Haushalt. Diese Konzentration ist problemlos in allen Apotheken erhältlich.
- ✓ 6-prozentige Lösungen (mit Aktivator) als Bleichmittel für Haare.
- ✓ 30-prozentige (bis 32-prozentige) Lösungen (Perhydrol) in der Medizinforschung (mit Stabilisatoren) und zum Reinigen von Transistoren und Chips.
- ✓ 35-prozentige Lösungen (lebensmitteltauglich) zur Haltbarmachung von Lebensmitteln und Desinfektion von Lebensmittelbehältnissen.
- ✓ 90-prozentige Lösungen als Oxidator für Raketentreibstoffe; nicht für die bio-oxidative Therapie geeignet.

Weltweit werden jährlich knapp vier Millionen Tonnen Wasserstoffsuperoxid hergestellt.

Im deutschsprachigen Raum ist 3-prozentiges Wasserstoffsuperoxid problemlos in Apotheken erhältlich. Manche Apotheken haben stets 3-prozentiges Wasserstoffsuperoxid vorrätig, wenn es beispielsweise von einem in der Nähe ansässigen Arzt (Hals-Nasen-Ohren-Arzt, Zahnarzt etc.) regelmäßig verschrieben wird. Oft legen diese Ärzte sogar Wert darauf, dass keine Stabilisatoren enthalten sind. Andernfalls kann man sich solches Wasserstoffsuperoxid ohne Stabilisatoren auch eigens in der Apotheke herstellen oder von ihr besorgen lassen. Der Preis für eine Flasche mit 100 Millilitern 3-prozentigem Wasserstoffsuperoxid liegt bei nur wenigen Euro.

Wie erwähnt, setzen manche Anbieter so genannte Stabilisatoren zur Haltbarmachung von Wasserstoffsuperoxid ein. Dazu zählen Phosphorsäure, Natriumpyrophosphat, Harnstoff, Harnsäure, Natrium- Magnesium- oder Aluminium-Silikat, Barbitursäure, Zitronensäure etc. Das Prinzip vieler Stabilisatoren beruht darauf, dass sie mit Schwermetallsalzen Komplexverbindungen eingehen und dadurch eine Zersetzung von Wasserstoffsuperoxid verhindern. Solchermaßen hergestelltes Wasserstoffsuperoxid ist für die äußere Anwendung und im Haushalt durchaus geeignet, nicht aber für die innere Anwendung. Verwenden Sie dafür nur reines, lebensmittelechtes Wasserstoffsuperoxid.

Wie alles anfing

Wasserstoffsuperoxid wurde 1818 erstmals von dem französischen Chemiker Louis-Jacques Thénard aus Bariumperoxid und Salpetersäure hergestellt (Thénard 1818). Er nannte es *eau oxygenée*, was in etwa „mit Sauerstoff versetztes Wasser" heißt. Im Laufe der Zeit wurde die Herstellung immer mehr verfeinert und 1894 gelang es Richard Wolffenstein (1864-1929) erstmals ganz reines Wasserstoffsuperoxid herzustellen (Wolffenstein 1894).

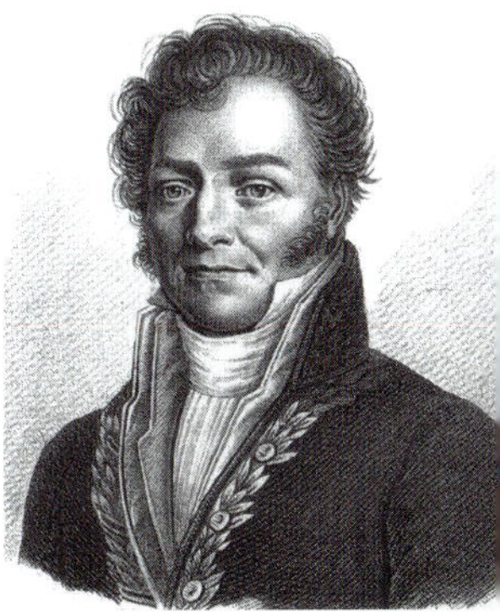

Louis-Jacques Thénard (1777–1857)

Schon 1873 bot Schering industriell gefertigtes 3-prozentiges Wasserstoffperoxid an und später folgte Merck mit dem 30-prozentigen Perhydrol.

Seit Mitte des 19. Jahrhunderts findet Wasserstoffsuperoxid beim Bleichen, als Oxidationsmittel und zur Desinfektion sowie zu therapeutischen Zwecken Verwendung.

Schon sehr früh setzte Benjamin Ward Richardson (1828-1896) Wasserstoffsuperoxid zur Wundbehandlung ein und machte die Erfahrung, dass Wunden so besser heilen (nach Gartz 2012). Um 1880 setzte in den USA eine intensive Beschäftigung mit Wasserstoffsuperoxid zu Heilzwecken ein, die nicht zuletzt von Edward Robinson Squibb (1819-1900), dem Gründer von Bristol-Meyer-Squibb, forciert wurde.

Im Jahre 1888 berichtete Dr. P. R. Cortelyou aus den USA über die Behandlung von Nasen- und Rachenkrankheiten mit Wasserstoffsuperoxid. In einem Fall von Diphtherie benutzte er ein entsprechendes Nasenspray und der Patient genas innerhalb eines Tages (Douglass 1992).

1890 machte sich auch der Direktor des New Yorker Instituts Pasteur für die medizinische Verwendung von Wasserstoffsuperoxid vor allem im Mund, Rachen und Hals sowie zur Wundversorgung stark (nach Gartz 2012).

Einen bedeutenden Beitrag zur Verbreitung des Wissens über den unschätzbaren medizinischen Nutzen von Wasserstoffsuperoxid leistete der französischstämmige Chemiker Charles Marchand (1848-1917), der in den USA 9-prozentiges und 30-prozentiges Peroxid, das sogenannte Hydrozone, herstellte (vgl. Gartz 2012). Marchand trug viele Publikationen über Wasserstoffsuperoxid zusammen und gab sie in einem Sammelband heraus, der schon zu seiner Zeit etliche Auflagen erlebte und auch heute immer wieder als Reprint herausgegeben wird (Marchand 2012).

1916 wurde die Sauerstofftherapie in der renommierten Medizinzeitschrift *The Lancet* diskutiert (Tunnicliffe und Stebbing 1916). Die Autoren erwähnen in dem Artikel, dass der Franzose Nysten schon 1811 einem Hund erfolgreich Sauerstoff injiziert hatte. Auch erwähnen sie, dass ein Dr. Demarquay 1886 festgestellt hatte, dass der infundierte (also in die Vene oder Arterie gegebene) Sauerstoff nicht vollständig von den Lungen herausgefiltert, sondern teilweise ins Gewebe transportiert wird. Dies schlussfolgerte er aus der hellroten Farbe des venösen Blutes, das ansonsten für sauerstoffreiches arterielles Blut typisch ist. Später wurde diese Erkenntnis durch moderne Methoden bestätigt. Die beiden Autoren injizierten erstmals Menschen reinen Sauerstoff (Douglass 1992).

Das taten 1919 auch drei britische Militärärzte in Indien mit Wasserstoffsuperoxid (Oliver et al. 1920) und konnten damit aussichtslose Fälle von Spanischer Grippe heilen (vgl. auch das Kapitel *Erfahrungen mit Wasserstoffsuperoxidinfusionen*).

In Deutschland verwendete man im Ersten Weltkrieg sehr erfolgreich die Peroxidverbindung des Harnstoffs (Peraquinsalbe durch Pichler und Perhydritpulver durch Schläpfer) zur Wundversorgung von Soldaten (vgl. Gartz 2012).

Nach dem Zweiten Weltkrieg wurde Wasserstoffsuperoxid dann, ähnlich wie andere bewährte Heilmittel (vgl. beispielsweise kolloidales Silber; Pies 2015 und Pies und Reinelt 2015) radikal durch immer neuere Generationen von Antibiotika, Antimykotika und chemische Krebsmittel verdrängt, wobei die Arzneimittellobby gute Arbeit leistete. Dabei gingen das umfassende Wissen um sein Heilpotenzial und die Erfahrungen zu einem großen Teil verloren. Aber ganz vergessen wurde es nicht. Immer wieder befassen sich weltweit, wenn auch leider oft unabhängig voneinander, Forschergruppen mit dem therapeutischen Einsatz von Wasserstoffsuperoxid, so in den USA, in Frankreich, Japan und Deutschland. Dabei bestätigen sie immer wieder aufs Neue altes Wissen, gelangen aber auch zu neuen Erkenntnissen (vgl. hierzu beispielsweise ausführlich Gartz 2012).

Erwähnenswert ist in diesem Zusammengang auch das Engagement einzelner Forscher und Laien. Auf Marchand wurde bereits hingewiesen. Aber auch Pater Richard Willhelm (1917-1993), ein ehemaliger Physik- und Chemielehrer, und Wally Grotz müssen in diesem Zusammenhang erwähnt werden (vgl. dazu auch Donsbach 1993). Willhelm war eng mit Dr. Edward Carl Rosenow (1875-1966) befreundet, der von 1915 bis 1944 die Abteilung für Bakteriologie der berühmten Mayo-Klinik (Rochester, Minnesota) geleitet hatte. Rosenow war erst spät auf Wasserstoffsuperoxid aufmerksam geworden und konnte seine damit gemachten Erfahrungen nicht verbreiten. Deshalb griff Willhelm seine Forschungsergebnisse auf und kontaktierte verschiedene Pharmafirmen. Sie alle winkten ab, weil das Produkt wirtschaftlich uninteressant sei, da nicht patentierbar und zudem sehr preiswert. So entschloss er sich, selbst aktiv zu werden, und gründete die gemeinnützige Organisation *Educational Concern for Hydrogen Peroxide* (ECHO).

Eines Tages befand sich der Geistliche als Seelsorger auf einem Kreuzfahrtschiff in der Karibik. Dort traf er auf Walter (Wally) Grotz, einen pensionierten Postbeamten, der seit einiger Zeit an Arthritis litt und große Probleme mit verschiedenen Gelenken hatte. Er ließ sich von den Segnungen des Wasserstoffsuperoxids überzeugen und genas innerhalb weniger Wochen durch die tägliche Einnahme von 0,5- bis 1-prozentigem Wasserstoffsuperoxid (siehe hierzu die Kapitel „Innere Anwendung von Wasserstoffsuperoxid" und „Mengenangaben und Sicherheitsvorkehrungen"). Das machte ihn ebenfalls zu einem flammenden Prediger für diese Substanz.

Wie Wasserstoffsuperoxid wirkt

Hinsichtlich der Wirkungsweise von Wasserstoffsuperoxid muss man zwei verschiedene Prinzipien voneinander unterscheiden: Einerseits stellt es dem Körper zusätzlichen Sauerstoff zur Verfügung, andererseits ist es ein starkes Oxidationsmittel, das bei Kontakt mit anderen Substanzen bestrebt ist, diesen ein Elektron wegzunehmen, sie also zu oxidieren. Bei diesem Vorgang entsteht aktiver Sauerstoff. Während der Entstehung dieses Sauerstoffs, sichtbar an der Bildung kleiner Bläschen, ist er sehr reaktionsfreudig und zerstört Krankheitskeime. Diesen Umstand macht man sich bei der Desinfektion von Wunden, im Haushalt und bei der Körperpflege zunutze.

Wasserstoffsuperoxid versorgt das Gewebe einerseits mit zusätzlichem Sauerstoff, andererseits oxidiert es giftige Substanzen.

Welche Kraft in diesem Aktiv-Sauerstoff steckt, zeigt zum Beispiel die enorme Reinigungswirkung des von Gebissreinigungstabletten freigesetzten aktiven Sauerstoffs: Er stellt die Grundlage des Reinigungsprinzips dieser Brausetabletten dar, allerdings nicht auf Basis von Wasserstoffsuperoxid.

Ein häufig vorgebrachter Einwand gegen die innere Anwendung von Wasserstoffsuperoxid lautet, dass man damit freie Radikale (Sauerstoffradikale O^- und Hydroxylradikale OH^-) produziert, die dem Organismus schaden statt ihm zu nützen. Tatsächlich wird Wasserstoffsuperoxid im Körper größtenteils sofort durch die Enzyme Katalase und Peroxidase in Wasser und Sauerstoff gespalten, wobei vorübergehend solche freie

Radikale entstehen. Diese reagieren aber sofort wieder miteinander und bilden den stabilen, lebenswichtigen zweiatomigen Sauerstoff O_2, den wir auch über unsere Atemluft aufnehmen.

Die Therapie mit infundiertem Wasserstoffsuperoxid nutzt diese Sauerstoffbildung zur Versorgung des Körpers mit zusätzlichem Sauerstoff (= zweites Wirkprinzip). Hier wirkt die Substanz ähnlich wie Ozon als Oxygenator (Sauerstoffanreicherer), während sie im ersten Fall, beispielsweise bei der Desinfektion, als Oxidationsmittel fungiert.

$$2\ H_2O_2 \rightarrow \text{(Katalase/Peroxidase)} \rightarrow O_2 + 2\ H_2O$$

Vergleichsstudien haben gezeigt, dass sich der Sauerstoffgehalt im Gewebe mit intravenös verabreichtem Wasserstoffsuperoxid bis zu viermal stärker anreichern lässt, als mit hyperbarem Sauerstoff. Letzteres aber ist eine viel teurere und außerdem risikobehaftete Methode und nicht allgemein verfügbar. Der Anreicherungseffekt durch Wasserstoffsuperoxid ist allerdings erst nach etwa 45 Minuten messbar (Farr 1987).

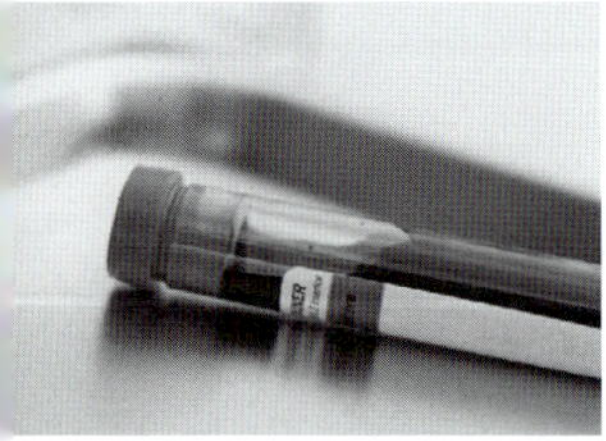

Wasserstoffsuperoxid versorgt das Gewebe einerseits mit zusätzlichem Sauerstoff, andererseits oxidiert es giftige Substanzen. Man spricht hier von oxidativer Entgiftung (Farr 1987). Dazu dürfte auch die Oxidation von Lipidablagerungen in den Gefäßwänden und die damit verbundene Rückentwicklung einer Atherosklerose zählen (Douglass 1992).

Douglass (1992) weist darauf hin, dass Wasserstoffsuperoxid die Interferon-Produktion anregt, was auch teilweise seine Wirkung zum Beispiel bei Krebs oder Multipler Sklerose erklärt. Den Verlauf einer Multiplen Sklerose schwächt man seit einigen Jahren in vielen Fällen erfolgreich mit Interferon ab, auch wenn die Krankheitsursache und das Wirkprinzip noch nicht geklärt sind.

Nicht nur infundiertes, auch auf die Haut aufgetragenes Wasserstoffsuperoxid reichert den Körper mit Sauerstoff an, wie von Forschern des pharmakologischen Instituts Leipzig um die Professoren Dr. Fritz Hauschild (1908-1974) und Dr. Reinhard Ludewig (* 1923) gefunden wurde (Ludewig 1958, Hauschild und Ludewig 1959 und Ludewig 1963; vgl. dazu ausführlich Gartz 2012).

Sie stellten fest, dass „Wasserstoffsuperoxid schnell und nicht zersetzt sowohl die Schleimhäute als auch die intakte Außenhaut (Epidermis) durchdringt und eine ausgesprochene Tiefenwirkung entfaltet". Demnach werden nach Auftragen von 5-prozentiger Peroxidsalbe pro Quadratzentimeter Haut pro Minute 20 bis 50 Mikrogramm Wasserstoffsuperoxid resorbiert und erst in „sehr tiefen Gewebeschichten" abgebaut.

Besonders interessant ist die Feststellung, dass sich durch die Peroxidsalbe sogar Sauerstoff im Muskel anreichern lässt. Mittels radioaktiver Sauerstoffmarkierung ließ sich nach Auftragen einer 20-prozentigen Peroxidsalbe der dadurch eingebrachte Sauerstoff noch 24 Stunden später im Gewebe nachweisen.

Natürliche Rolle von Wasserstoffsuperoxid bei Mensch, Tier und Pflanze

Wasserstoffsuperoxid kann auf zweifache Weise wirken: Zum einen dadurch, dass es zusätzlichen Sauerstoff zur Verfügung stellt, zum anderen durch Reaktion des entstehenden hochreaktiven Sauerstoffs mit anderen Molekülen. Die erste Eigenschaft von Wasserstoffsuperoxid kommt vor allem bei seinem therapeutischen Einsatz zum Tragen, wie wir in den nachfolgenden Kapiteln sehen werden. Dabei wird dem Körper zusätzlicher Sauerstoff zugeführt. Die zweite Wirkweise hingegen hat sich die Natur vielfach zunutze gemacht.

Wasserstoffsuperoxid hat einen stimulierenden Effekt auf das Immunsystem.

Unser Organismus verfügt über verschiedene Mechanismen, um Krankheitserreger (Viren, Bakterien, Einzeller, Pilze und andere Parasiten) erfolgreich abzuwehren. Teil dieses Immunsystems sind verschiedene Arten hochspezialisierter Immunzellen. Dazu gehören auch die so genannten Granulozyten, die durch Botenstoffe auf unerwünschte Eindringlinge, aber auch auf Krebszellen aufmerksam gemacht und zum Ort des Geschehens gelockt werden. Dort angekommen, stülpen sie sich über den Eindringling, fressen ihn auf (Phagozytose) und zerstören ihn mithilfe von Enzymen und Wasserstoffsuperoxid. Zusätzlich übt Wasserstoffsuperoxid auch einen stimulierenden

Effekt auf das Immunsystem aus (Farr 1987). Es ist somit ein wichtiger Leibwächter unseres Körpers.

Außerdem befinden sich in den meisten Zellen – vor allem in den Leberzellen – spezialisierte Organellen, die Peroxisomen. Sie sind an verschiedenen Stoffwechselprozessen beteiligt (Synthese von Gallensäure, Abbau von Purinen und Aminosäuren sowie dem ersten Teilschritt des Fettsäureabbaus). Um Ihre Aufgaben erfüllen zu können, produzieren sie zunächst Wasserstoffsuperoxid, zerstören es nach „getaner Arbeit“ aber wieder.

Daneben ist Wasserstoffsuperoxid auch an anderen Stoffwechselvorgängen beteiligt, wie der Hormonregulation, der Regulierung von Blutzucker und der Energieproduktion in den Körperzellen (Farr nach Altman 1995).

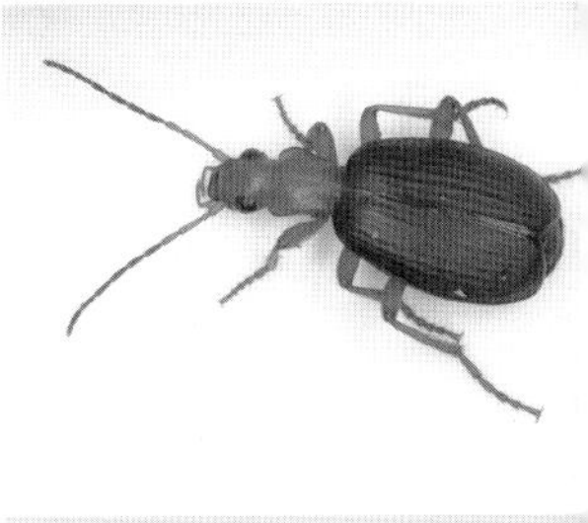

Bombardierkäfer

Für viele Prinzipien hält die Natur faszinierende, bisweilen kuriose Beispiele bereit. Zwei Beispiele dieser Art der Nutzung von Wasserstoffsuperoxid seien hier aufgeführt. Die etwa ein Zentimeter großen Bombardierkäfer (Unterfamilie Brachininae), die zur Familie der Laufkäfer gehören, bedienen sich einer Mischung aus Wasserstoffsuperoxid und Hydrochinon, um Feinde abzuwehren. Beide Substanzen werden in einer Sammelblase des Hinterleibes aufbewahrt. Bei Gefahr pressen die Käfer die beiden Stoffe in eine benachbarte Explosionskammer, die die Enzyme Katalase und Peroxidase enthält. So wird ein heißes Gasgemisch aus Wasserdampf, Sauerstoff und gelblichem Chinon gebildet, das explosionsartig ganz gezielt gegen den Feind gespritzt wird. Dabei können zwanzig laut knallende Entladungen von jeweils zehn bis zwanzig Einzelexplosionen abgefeuert werden.

Das zweite Beispiel betrifft den Einsatz von Wasserstoffsuperoxid bei der Wundheilung. Schon im Altertum behandelten die Ägypter eiternde Wunden mit Honig. Honig enthält nämlich das Enzym Glukoseoxidase. Wird der Honig auf die Wunde geschmiert, aktiviert das Plasma der nässenden Wunde das Enzym zur Produktion von Glukonsäure und geringen Mengen Wasserstoffsuperoxid. Das ist sogar gegen antibiotikaresistente Bakterien effektiv wirksam, ohne das gesunde Gewebe zu schädigen. Wichtig ist aber, dass der Honig nicht pasteurisiert wurde, da die Glukoseoxidase sonst zerstört wird.

Auch für Pflanzen stellt Wasserstoffsuperoxid einen wichtigen Bestandteil ihres Immunsystems dar. Sie wehren sich gegen Schädlinge wie Mehltau, indem sie an den Infektionsstellen physikalische und chemische Barrieren errichten, wozu auch Wasserstoffsuperoxid gehört.

Wasserstoffsuperoxid zur Mundhygiene

Schon sehr früh wurde Wasserstoffsuperoxid in der Zahnheilkunde, zunächst in Kombination mit Natriumbikarbonat (Backpulver), zur Behandlung eitriger Zahnentzündungen verwendet. Anschließend wurde das abgestorbene Gewebe entfernt (Douglass 1992). Schon 1911 nannte Willinger (nach Gartz 2012) das Wasserstoffsuperoxid „das beste Munddesinfizienz, das wir augenblicklich kennen". Und noch heute verwendet man 3-prozentiges Wasserstoffsuperoxid für Mundspülungen und zum Gurgeln (siehe Rezept unten). Es wirkt antibakteriell, heilend bei Zahnfleischentzündungen, gegen Plaquebildung und gegen Zungenbelag.

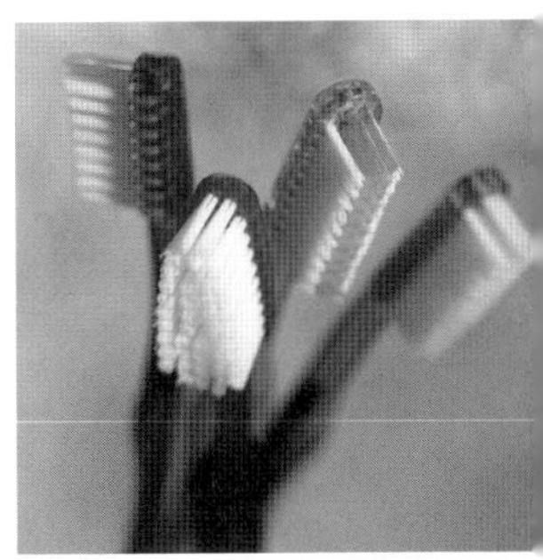

1979 wurde im *Journal of Clinical Periodontology* eine Studie veröffentlicht, die die hervorragende Eignung von Wasserstoffsuperoxid in der Mundhygiene zur Verringerung von Plaquebildung und Zahnfleischentzündung (Gingivitis) wissenschaftlich bestätigt (Wennström und Lindhe 1979). An dieser Doppelblind-Crossover-Studie der Universität Göteborg nahmen vierzehn Studenten der Zahnmedizin teil. Die Hälfte spülte dreimal täglich nach dem Frühstück, dem Mittagessen und dem Abendessen mit Wasserstoffsuperoxid, die Kontrollgruppe mit einem Plazebo. Zähneputzen war während der dreiwöchigen Studiendauer untersagt. Das Ergebnis zeigt, dass Wasserstoffsuperoxid effektiv die Besiedlung des Mundes mit verschiedenen Bakterien und die Plaquebildung verhindert. Ebenfalls wurden die Plaquebildung und die Entwicklung einer Gingivitis signifikant verringert.

Ein ganz besonderes Zeugnis für Wasserstoffsuperoxid ist die „Bekehrung" von Dr. Paul Cummings, einem früheren Dozenten für Kieferchirurgie und Leiter der Abteilung für Periodontologie an der Universität von North Carolina. Nachdem er jahrelang an der dortigen Universität Kieferchirurgie gelehrt hatte, stellte er fest, „dass man bessere Resultate ohne Chirurgie erzielen kann", denn er bevorzugte später den Einsatz von Wasserstoffsuperoxid (Douglass 1992).

> Fallbericht von Delores Dinapoli (Douglass 1992): „Vor zwei Jahren ging ich zu einem ‚Metzger', der ein Viertel meines Mundes aufschnitt. Ein anderer Zahnarzt schlug noch mehr Chirurgie vor, aber ich lehnte ab. Nach der Behandlung mit Wasserstoffsuperoxid blutet mein Zahnfleisch nicht mehr und riecht nicht mehr eitrig. Ich habe keine Schmerzen oder Schwellungen."

> Fallbericht (Douglass 1992): Ähnlich erging es einem anderen Patienten, dem alle Zähne gezogen werden sollten. Er wechselte zu einem Zahnarzt, der Wasserstoffsuperoxid einsetzte und hatte noch mehrere Jahre lang Freude an seinen natürlichen Zähnen.

Mithilfe von Wasserstoffsuperoxid kann man sich auch seine eigene Mundspülung oder Zahnpasta herstellen. Bitte bedenken sie jedoch bei allen nachfolgenden Anwendungsmöglichkeiten, dass die Aufbewahrung von hoch konzentriertem Wasserstoffsuperoxid nicht unproblematisch ist und man nicht mehr als die tatsächlich benötigte Menge kaufen sollte.

Mundspülung: Baker (1996) empfiehlt, den Mund nach dem Aufstehen mit Wasser auszuspülen, dann die Zunge abzuschaben. Dafür gibt es im Fachhandel spezielle Zungenschaber. Man kann aber auch einen herkömmlichen Löffel dafür verwenden. Die Zunge soll so weit hinten abgeschabt werden, bis ein Hustenreiz ausgelöst wird, der Schleim und Bakterien aus dem Hals nach oben befördert. Nach nochmaligem Abschaben der Zunge wird der Mund mit Wasser ausgespült und anschließend wird mit unverdünntem 3-prozentigem Wasserstoffsuperoxid eine halbe bis eine Minute lang gegurgelt. Ein Teil des dadurch gebildeten Sauerstoffs gelangt, so Baker, in den Blutkreislauf, wenn man die Gurgellösung eine Zeit lang unter der Zunge behält. Nach dem Ausspucken der Gurgellösung – *die Lösung auf keinen Fall herunterschlucken!* – lässt man den Rest noch etwas auf der Zunge wirken. Durch Sauerstoffentwicklung bildet sich ein dünner Film aus weißen Bläschen. Anschließend wird der Mund etwa eine Minute lang mit klarem Wasser ausgespült. Diese Prozedur entfernt Krankheitskeime und hilft, einer Erkältung vorzubeugen.

Wasserstoffsuperoxid wirkt antibakteriell, heilend bei Zahnfleischentzündungen, gegen Plaquebildung und Zungenbelag.

Wenn Sie noch keine Erfahrung mit Wasserstoffsuperoxid haben, sollten Sie mit einer niedrigeren Konzentration beginnen, um seine Verträglichkeit zu testen. Führen Sie die Prozedur eine Woche lang mit einem Viertel der Konzentration durch, also ein Teil 3-prozentiges Wasserstoffsuperoxid auf drei Teile Wasser. In der zweiten Woche nehmen Sie dann zwei Teile 3-prozentiges Wasserstoffsuperoxid auf zwei Teile Wasser und setzen erst dann unverdünntes 3-prozentiges Wasserstoffsuperoxid ein. Auf diese Weise können Sie sich an die Ihnen angenehme Konzentration herantasten.

Zahnpasta: Heute gibt es – wenigstens in den USA – mehrere Anbieter wasserstoffsuperoxidhaltiger Zahncremes und Mundspülungen. Man kann sich seine Zahnpasta aber auch selbst herstellen, indem man Backpulver und 3-prozentiges Wasserstoffsuperoxid miteinander vermischt. Sie muss in einem dicht verschlossenen Behältnis aufbewahrt werden (Baker 1996). Auch hier sollten Sie wieder selbst austesten, welche Mengen der Zutaten Ihnen angenehm sind. Alternativ taucht man die Zahnbürste zum Zähneputzen ganz einfach in 3-prozentiges Wasserstoffsuperoxid und verzichtet auf Zahncreme. Wer will, kann vorher oder nachher zusätzlich mit herkömmlicher Zahncreme putzen.

Weißen (Bleichen) natürlicher Zähne: In der professionellen Zahnbehandlung wird Wasserstoffsuperoxid auch zum Bleichen von Zähnen verwendet. Mit 3-prozentiger Lösung kann man seine Zähne aber auch selbst bleichen. Dazu betupft man die fraglichen Zähne mit einem in 3-prozentiges Wasserstoffsuperoxid getauchten Wattebausch oder Baumwollläppchen. Auf keinen Fall darf man aber höher konzentriertes Wasserstoffsuperoxid dafür verwenden. Es gibt auch Fertigprodukte für das Bleichen von Zähnen zur Selbstanwendung. Das heißt, es gab sie, denn gemäß EU-Richtlinie 2011/84/EU vom 20. September 2011 dürfen ab dem 30. Oktober 2012 keine Zahnbleichmittel mehr mit mehr als 0,1 Prozent Wasserstoffsuperoxid frei verkauft werden. Solche Mittel dürfen nur noch unter zahnärztlicher

Aufsicht angewendet werden. Wasserstoffsuperoxid ist allerdings weiterhin erhältlich.

Desinfektion von Zahnbürsten: Da sich auf der feuchten Zahnbürste gerne Keime ansiedeln und vermehren, sollte man Zahnbürsten regelmäßig desinfizieren. Dafür eignet sich gut 3-prozentiges Wasserstoffsuperoxid, mit dem man sie hin und wieder spült oder in das man sie von Zeit zu Zeit für einige Minuten eintaucht.

Wasserstoffsuperoxid für Körperpflege, Bad und Pool

Auch in diesem Bereich gibt es eine Vielzahl von praktischen Anwendungsmöglichkeiten.

Badewanne: Ein Bad in mit Wasserstoffsuperoxid angereichertem Wasser soll beleben und das Immunsystem stärken. Altman (1995) und Baker (1996) empfehlen mindestens einmal wöchentlich ein solches zwanzig- bis dreißigminütiges Bad mit Wasserstoffsuperoxid. Die Dosierungsempfehlungen schwanken zwischen einer Tasse (Baker 1996) und einem halben Liter (Altman 1995) 35-prozentigem oder aber einem halben bis einen Liter 3-prozentigem Wasserstoffsuperoxid auf eine Badewanne. Bei einer ersten Anwendung ist es ratsam, immer mit der niedrigsten Dosierung zu beginnen. Ein solches Bad hilft (zusätzlich zu herkömmlichen Therapieformen) bei steifen Gelenken, Hautproblemen, Pilzinfektionen und Schweißfüßen.

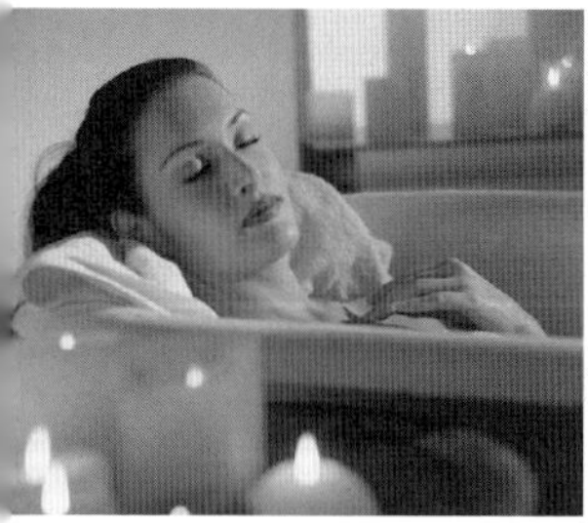

Eine andere Variante besteht darin, dass man in eine halb gefüllte Badewanne einen halben bis einen Liter 3-prozentiges oder eine halbe Tasse 35-prozentiges Wasserstoffsuperoxid, eine halbe Tasse Steinsalz und eine halbe Tasse Backpulver oder Epsomer Bittersalz gibt und zwanzig bis dreißig Minuten darin badet. Das Epsomer Bittersalz öffnet zunächst die Poren, weshalb man das

Wasserstoffsuperoxid oft erst fünf Minuten nach dem Einsteigen in die Wanne hinzugibt.

Pool: Baker (1996) gibt alle drei Tage etwa drei Liter 3-prozentiges oder etwa zwei Tassen 35-prozentiges Wasserstoffsuperoxid in den etwa 700 Liter fassenden Whirlpool. Sie führt die Tatsache, dass sie sich nach einem zehn- bis fünfzehnminütigen Bad darin wieder pudelwohl fühlt, darauf zurück, dass sie dabei zusätzlichen Sauerstoff über die Haut aufnimmt.

Der Ersatz von Chlor durch Wasserstoffsuperoxid hat mehrere Vorteile.

Donsbach (1993) verordnet seinen Patienten grundsätzlich jeden zweiten Tag ein Bad im Whirlpool. Das Wasser wird dabei mit etwa vier Liter 3-prozentigem Wasserstoffsuperoxid angereichert. Da dies einen belebenden Effekt hat, ist es ratsam, ein solches Bad morgens und nicht am Abend zu nehmen. Es belebt Körper und Geist und lindert Steifigkeit und Entzündungen. Wichtig dafür ist, dass die betroffenen Körperteile völlig untergetaucht sind.

Ebenfalls berichtet Donsbach (1993), dass im Krankenhaus von Santa Monica anstelle von Chlor Wasserstoffsuperoxid zur Desinfektion des Pools verwendet wird. Er empfiehlt dafür eine Konzentration von 30 ppm (30 Teile Wasserstoffsuperoxid pro eine Million Teile Wasser). Diese Konzentration lässt sich mit speziellen handelsüblichen Teststreifen messen, die im Laborfachhandel erhältlich sind. Der Ersatz von Chlor durch Wasserstoffsuperoxid hat mehrere Vorteile. Die Augen werden nicht gereizt und man nimmt kein gefährliches Chlor über die Haut auf. Immerhin wird bei einem zwanzigminütigen Aufenthalt in chloriertem Wasser so viel Chlor aufgenommen, als tränke man zwei Liter dieses Wassers (Donsbach 1996).

Dusche: Nach dem Duschen kann man die Haut mit 3-prozentigem Wasserstoffsuperoxid besprühen, damit sich der Säuremantel regeneriert (Baker 1993). Da aber gerade Schleimhäute sehr empfindlich auf eine zu hohe Dosierung von Wasserstoffsuperoxid reagieren können und es keinesfalls in die Augen gelangen darf, empfiehlt es sich, mit 0,5- bis 1-prozentigem Wasserstoffsuperoxid zu beginnen und die Konzentration allmählich bis zur Verwendung von maximal 3-prozentigem Wasserstoffsuperoxid zu steigern.

Zur Erfrischung der Haut nach dem Waschen befeuchtet man einen Wattebausch mit 3-prozentigem Wasserstoffsuperoxid und reibt damit sanft Gesicht und Nacken ein.

Fußbad: Für ein belebendes und zugleich reinigendes Fußbad mischt man 50 bis 60 Milliliter 3-prozentiges Wasserstoffsuperoxid mit vier Litern warmem Wasser und badet die Füße eine halbe bis eine Stunde darin; eine andere Empfehlung lautet 15 bis 30 Milliliter 35-prozentiges Wasserstoffsuperoxid auf vier Liter Wasser zu verwenden. Solche Fußbäder sind beispielsweise für Diabetiker gut geeignet, weil diese oft eine Mangeldurchblutung der Extremitäten aufweisen (vgl. Cavanaugh 2008). Durch ein Fußbad mit Wasserstoffsuperoxid wird die Durchblutung gefördert und das Gewebe mit zusätzlichem Sauerstoff versorgt.

Weitere Anwendungsmöglichkeiten in Therapie und Hygiene

Sofern nicht anders vermerkt, stammen die folgenden Anwendungsvorschläge von Baker (1996).

Warzen: Es gibt verschiedene Möglichkeiten Warzen, die ja durch Viren verursacht werden, zu entfernen. Man kann sie wegschneiden, -brennen oder -frieren, man kann sie sogar wegbeten. Der deutsche Arzt Dr. M. Manok teilte 1961 in der Zeitschrift *Der Hausarzt* eine weitere unblutige und schmerzlose Methode mit (Manok 1961), die in ähnlicher Form schon vier Jahrzehnte zuvor mit 30-prozentigem Perhydrol angewandt wurde. Man raut die Warzenoberfläche vorsichtig mit einer Kürette (medizinischer Schaber in Form eines scharfen Löffels) an, ohne dabei ein Bluten zu verursachen. Dann gibt man einen Tropfen 35-prozentiges Wasserstoffsuperoxid darauf und lässt es einwirken und trocknen. Nach zwei bis drei Tagen wird die getrocknete Schicht entfernt und die Behandlung wiederholt. Diese Prozedur wird so lange wiederholt, bis die Warze narbenfrei verschwunden ist. Das ist normalerweise nach vier bis fünf Behandlungen der Fall. Achten Sie aber unbedingt darauf, dass

> Nach dem Auftropfen von Wasserstoffsuperoxid verspürt man möglicherweise ein leichtes Prickeln an der behandelten Stelle, was als Wirksamkeitsbeleg gewertet werden kann.

kein gesundes Gewebe außerhalb der Warze mit dem hoch dosierten Mittel in Berührung kommt.

Erkältung: Neben der in dem vorigen Kapitel erwähnten Vorbeugung durch morgendliches Gurgeln, kann man eine Erkältung folgendermaßen bekämpfen: Man gibt für jeden Liter Wasser in einem Luftbefeuchter jeweils 250 Milliliter 3-prozentiges oder jeweils 25 Milliliter 35-prozentiges Wasserstoffsuperoxid hinzu und lässt ihn die Nacht über im Schlafzimmer eingeschaltet. Am nächsten Morgen sollte die Erkältung abgeklungen sein (Douglas 1992 und Baker 1996). Am *Baylor University Medical Center* stellte man fest, dass sich der Blutsauerstoffgehalt durch solchermaßen vernebeltes Wasserstoffsuperoxid (in Salzwasser) doppelt so stark anreichern ließ wie mit hyperbarer Sauerstofftherapie (Douglass 1992). (Vgl. hierzu auch das Kapitel „Wasserstoffsuperoxid bei Erkältung und Grippe".)

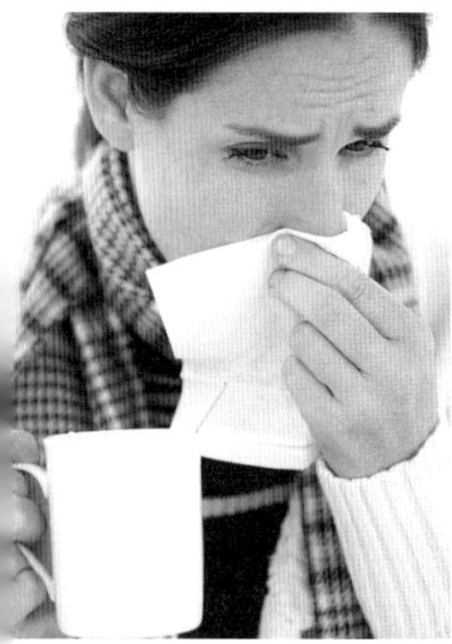

Nasenspray: Man verdünnt einen Esslöffel 3-prozentiges Wasserstoffsuperoxid auf eine Tasse klares Wasser. Als Nasenspray angewendet, hält es die Nase frei.

Mundspray: Einige Menschen haben auch gute Erfahrungen mit Wasserstoffsuperoxid als Mundspray gemacht. So berichtet Bill Munro (unter *www.drhschaaf.de/akut.html*) darüber, dass er Wasserstoffsuperoxid im Alter von 69 Jahren kennen und schätzen gelernt habe. Die von ihm bevorzugte Einnahmeform ist das Inhalieren von 3-prozentigem Wasserstoffsuperoxid mittels einer Pumpflasche. Dafür benutzt er eine kleine Flasche, die normalerweise für Nasensprays verwendet wird. Anfangs sprühte er viermal täglich einen Sprühstoß Wasserstoffsuperoxid in den Rachen und inhalierte die Substanz durch gleichmäßiges Ein- und Ausatmen. Danach ruhte er sich kurz aus, damit sich die Wirkung entfalten konnte. Nach einem Monat reduzierte er die Inhalationen auf je einmal morgens und abends, erhöhte jedoch die Anzahl der Sprühstöße auf acht bis zehn. Seither schläft er ruhiger und hat keine Herzschmerzen mehr. Sowohl seine Frau als auch er selbst verwenden Wasserstoffsuperoxid seit mehreren Jahren und leiden weder unter Erkältungen noch unter Muskelkater oder anderen Schmerzen.

Cavanaugh (2008) empfiehlt bei einer Virusinfektion alle zwei Stunden tiefes Inhalieren von 5 bis 10 Sprühstößen. Auf diese Weise soll eine Infektion oft schon binnen drei bis vier Tagen behoben werden können.

Massage: Gemäß Baker (1996) gelangt zusätzlicher Sauerstoff über die Haut in den Körper, wenn man ihn mit 3-prozentigem Wasserstoffsuperoxid einreibt. LeBeau (1988) empfiehlt dazu, den Körper mit einer 3-prozentigen Lösung Wasserstoffsuperoxid einzusprühen und es dann einzumassieren. Dies soll auch bei Arthritis hilfreich sein. Bedenken Sie aber bitte dabei, dass Wasserstoffsuperoxid eine bleichende Wirkung auf die Körperbehaarung haben kann.

Klistier (Einlauf): Zur Beseitigung von Verstopfungen (Obstipation), aber auch generell zur Darmreinigung sind Klistiere hervorragend geeignet. Auch dafür lässt sich Wasserstoffsuperoxid verwenden. Für einen Einlauf werden zwar bis zu sechs Esslöffel 3-prozentiges Wasserstoffsuperoxid auf einen Liter destilliertes Wasser empfohlen (Baker 1996); aus Sicherheitsgründen sollte man den von Donsbach (1993) empfohlenen Grenzwert von maximal 15 Tropfen 35-prozentigem Wasserstoffsuperoxid auf einen Liter Wasser jedoch nicht überschreiten. Dies ist eine etwa siebenmal stärkere Verdünnung als die von Baker empfohlene Menge. Donsbach warnt ausdrücklich davor, unverdünntes 35-prozentiges Wasserstoffsuperoxid zu verwenden, da dies zu schweren Verletzungen des Darms führt.

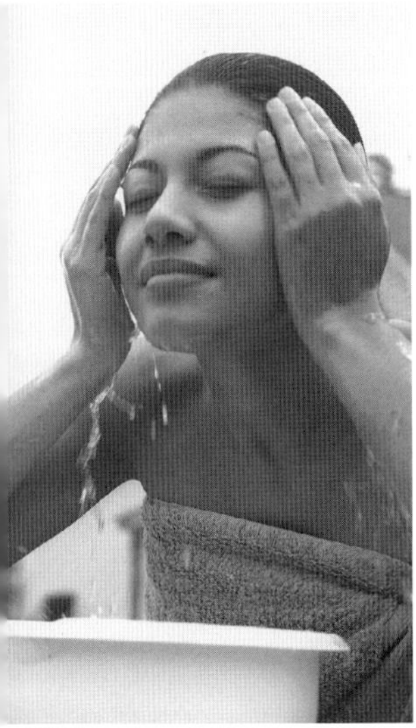

Gesichtspflege: Zur Verjüngung und Erfrischung der Haut nach dem Waschen befeuchtet man einen Wattebausch mit 3-prozentigem Wasserstoffsuperoxid und reibt damit sanft über Gesicht und Nacken. Bitte achten Sie auch hier darauf, dass die Substanz nicht in die Augen gelangt und vermeiden Sie den Kontakt mit Haaransatz, Augenbrauen und Bart.

Akne: Gute Erfolge wurden auch mit der Anwendung von 3-prozentigem Wasserstoffsuperoxid bei Akne gemacht. Auch hier verwendet man zum Reinigen der betroffenen Stellen einen Wattebausch oder ein Baumwollläppchen.

Deodorant: Man benetzt einen Wattebausch mit 3-prozentigem Wasserstoffsuperoxid und reibt die Achseln damit ein.

Ohrinfektionen: Nach LeBeau (1995) bestreicht man das betreffende Ohr innen vorsichtig mit einem Wattestäbchen, auf das zuvor zwei bis drei Tropfen 3-prozentiges Wasserstoffsuperoxid geträufelt wurden. Häufig nimmt man dabei ein leicht knisterndes Geräusch wahr, das aber unbedenklich ist (vgl. das Kapitel „Wasserstoffsuperoxid bei Erkältung und Grippe").

Wundreinigung: 3-prozentiges Wasserstoffsuperoxid wird traditionell zur Reinigung und Desinfektion von Wunden verwendet.

Urinkatheter: In einem Urinbeutel vermehren sich leicht Krankheitskeime, die über den Katheter in die Blase gelangen und dort unliebsame Infektionen verursachen können. Einen Urinbeutel kann man acht Stunden lang keimfrei halten, indem man 30 Milliliter einer 3-prozentigen Wasserstoffsuperoxidlösung hineingibt (Douglas 1992).

Rezepte zum Selbermachen

LeBeau (1995) gibt Rezepturen für Gels und Sprays mit Wasserstoffsuperoxid an, welche die in der Tabelle aufgeführten Zutaten enthalten. Am einfachsten ist es natürlich, wenn Sie sich die Zutaten direkt in der Apotheke mischen lassen. LeBeau empfiehlt das Gel als eine milde Darreichungsform von Wasserstoffsuperoxid, die besonders für die Behandlung von Brandwunden und Schnittverletzungen geeignet sei.

Zutaten	3-prozentiges Gel	3-prozentiges Spray	DMSO-Spray
Aloe-vera-Gel (dickflüssig, für kosmetische Zubereitungen)	180 ml	–	–
Aloe-vera-Saft	–	180 ml	120 ml
Glyzerin	40 ml	40 ml	40 ml
35-prozentiges H_2O_2 (lebensmitteltauglich)	20 bis 25 ml	20 bis 25 ml	20 bis 25 ml
DMSO	–	–	40 ml

Zur Herstellung des Gels gibt man zunächst das Aloe-vera-Gel in eine Schüssel. In einer zweiten Schüssel wird das Glyzerin mit dem Wasserstoffsuperoxid mit einem Spatel gut vermischt. Diese Mischung wird dann in die erste Schüssel gegeben und wiederum alles vorsichtig miteinander verrührt. Anschließend füllt man das Gel in eine geeignete Flasche (zum Beispiel eine Plastikflasche mit Spritzausguss). Die Flasche muss ausreichend beschriftet und für Kinder unzugänglich im Kühlschrank aufbewahrt werden.

Gel ist eine milde Darreichungsform von Wasserstoffsuperoxid.

Das Spray wird hergestellt, indem man zunächst den Aloe-vera-Saft und dazu das Glyzerin in eine Schüssel gibt, dann das Wasserstoffsuperoxid. Die Zutaten werden mit einem Spatel oder einem Löffel verrührt und in eine Sprayflasche gefüllt. Die Flasche muss ebenfalls ausreichend beschriftet und für Kinder unzugänglich im Kühlschrank aufbewahrt werden.

Die Zugabe von DMSO (Dimethylsulfoxid; in der Apotheke erhältlich) dient dazu, die Penetration von Wasserstoffsuperoxid in die Haut und in die Zellen zu erhöhen.

Falls Sie Wasserstoffsuperoxid mit Wasser verdünnen, verwenden Sie dafür bitte nur destilliertes Wasser, da Verunreinigungen (vor allem Eisen und andere Metalle) zum vorschnellen Abbau von Wasserstoffsuperoxid zu Wasser und Sauerstoff führen.

Innere Anwendung von Wasserstoffsuperoxid

Die äußere Anwendung geringdosierten Wasserstoffsuperoxids ist sicher unproblematisch, wenn man vorsichtig damit umgeht (siehe Kapitel „Mengenangaben und Sicherheitsvorkehrungen"). Die innere Anwendung sollte aber grundsätzlich und in jedem Fall mit einem erfahrenen Arzt oder Heilpraktiker abgestimmt werden! Eine Infusion darf ohnehin nur von einem entsprechend geschulten Arzt vorgenommen werden. Dabei kann man jedoch nicht oft genug betonen, dass die Substanz sehr reaktiv ist und nur geringe Mengen eingenommen werden dürfen. Generell gilt für den Umgang mit Wasserstoffsuperoxid äußerste Vorsicht und der Grundsatz „so viel wie nötig und so wenig wie möglich".

Eine innere Anwendung sollte niemals ohne Abstimmung mit einem Arzt oder Heilpraktiker vorgenommen werden.

Außerdem muss berücksichtigt werden, dass Wasserstoffsuperoxid nur auf nüchternen Magen, eine halbe Stunde vor oder drei Stunden nach dem Essen eingenommen werden sollte (Donsbach 1993). Andernfalls kann es zu Reaktionen mit dem Mageninhalt und zur Bildung freier Radikale (Superoxide) kommen. Besonders wenn Eisen vorhanden ist, wird das reaktive Hydroxylradikal gebildet. So könnte die Magenwand geschädigt werden, zumal im Magen nur wenig Katalase zum Abbau von Wasserstoffsuperoxid vorhanden ist.

Während einige Autoren (z.B. LeBeau 1995) durchaus die Einnahme von Wasserstoffsuperoxid in Säften befürworten oder eine Geschmacksverbesserung des in Wasser gelösten Wasserstoffsuperoxids durch einige Tropfen Olivenöl vorschlagen (Altman 1995), warnen andere (zum Beispiel Donsbach 1993) ausdrücklich davor. Der Spezialist Farr lehnt die orale Einnahme sogar weitgehend ab (nach Douglass 1992).

Die Empfehlungen für die Tagesdosis reichen bis zu einer Menge von 300 Tropfen 3-prozentigem oder 25 Tropfen 35-prozentigem Wasserstoffsuperoxid (Baker 1996), gelöst in dem Tagesbedarf an ungechlortem Wasser, also etwa drei Liter. Dabei sollte man mit einer geringen Dosis (ein Tropfen 35-prozentiges Wasserstoffsuperoxid) beginnen und sie täglich um einen Tropfen erhöhen. Erforderlichenfalls kann man sogar, so Cavanaugh (2008), ein bis drei Wochen lang täglich dreimal 25 Tropfen und anschließend bis zu sechs Monte lang zweimal täglich 25 Tropfen nehmen. Anschließend reduziert man die Dosis wieder Tag für Tag um einen Tropfen Wasserstoffsuperoxid bis man die Erhaltungsdosis von drei Tropfen erreicht hat.

Diese geringen Mengen sollen ungefährlich sein. Allerdings hat Donsbach (1993) die Erfahrung gemacht, dass kaum jemand dazu bereit ist, die empfohlene Menge von bis zu 25 Tropfen einzunehmen. Der Grund dafür ist das Auftreten von Magenproblemen, die durch Magnesiumsuperoxid vermieden werden können. Er bevorzugt daher für die orale Gabe eine Kombination aus Wasserstoff- und Magnesiumsuperoxid, da diese Verbindung zudem stabiler ist und angenehmer schmeckt. Außerdem wird dem Körper auf diese Weise neben Sauerstoff zusätzlich der wichtige Mineralstoff Magnesium zugeführt. Für Infusionen und die äußere Anwendung verwendet Donsbach jedoch nach wie vor Wasserstoffsuperoxid. In der Wirksamkeit soll kein Unterschied bestehen.

Für die innere Anwendung sollte nur für Nahrungsmittel geeignetes (lebensmittelechtes) Wasserstoffsuperoxid verwendet werden. Für die äußere Anwendung oder die Desinfektion von Haushaltsgegenständen genügt durchaus herkömmliches 3-prozentiges Wasserstoffsuperoxid.

Je akuter eine Krankheit ist, umso höher sollte die Dosierung von Wasserstoffsuperoxid sein, und je chronischer eine Krankheit ist, umso länger sollte die Einnahme andauern. Wie bei allen therapeutischen Substanzen ist natürlich auch bei Wasserstoffsuperoxid zu bedenken, dass jedes Individuum und jeder Organismus unterschiedlich darauf reagiert. Deshalb gibt es keine Standardempfehlungen. Achten Sie bitte auf die Angaben der Anbieter und die Anweisungen Ihres Arztes oder Heilpraktikers.

In den vorigen Kapiteln wurde an verschiedenen Stellen schon dargelegt, welche Dosierungen bei welchen Einsatzgebieten schon getestet wurden. Das sind also Anhaltspunkte. Bitte denken Sie aber daran, dass eine innere Anwendung niemals ohne Abstimmung mit einem Arzt oder Heilpraktiker vorgenommen werden sollte.

Behandlung bakterieller Scheidenentzündungen mit Wasserstoffsuperoxid

Die Vagina ist natürlicherweise von unterschiedlichen Bakterien besiedelt, die normalerweise in einem gesunden Gleichgewicht zueinander stehen (vaginales Ökosystem) und nicht zu Erkrankungen führen. Diese Bakterien (Lactobacillus, Döderlein-Bakterien) sorgen durch einen sauren pH-Wert von unter 4,5 und die Bildung diverser antimikrobieller Stoffe dafür, dass sich keine Krankheitskeime breit machen können. Gerät das Scheidenmilieu jedoch aus dem Gleichgewicht, können sich andere Bakterien außergewöhnlich stark vermehren und zu einer Entzündung führen. Der wichtigste Erreger einer bakteriellen Vaginose ist mit 90 Prozent Gardnerella vaginalis. Die Krankheit wird durch Geschlechtsverkehr übertragen; dabei zeigt die Hälfte der betroffenen Frauen keine Symptome.

Vaginosen können sehr hartnäckig und behandlungsresistent sein. Sie äußern sind unter anderem durch gräulichen, dünnen Ausfluss mit fischigem Geruch und einen steigenden pH-Wert auf bis zu 6. Weitere Symptome können Brennen, Juckreiz, Gefühl der Trockenheit oder Schmerzen beim Geschlechtsverkehr sein. Die Erkrankung kann sich auch auf den übrigen Genitalbereich ausdehnen.

> Wasserstoffsuperoxid ist eine sichere Alternative zu herkömmlichen Behandlungsmethoden bei wiederkehrenden bakteriellen Vaginosen.

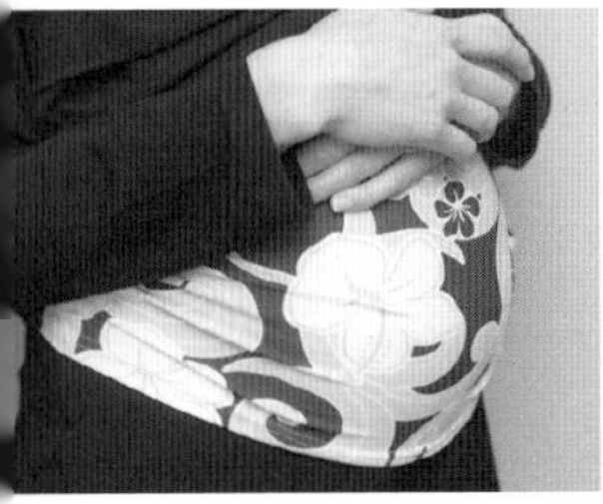

Normalerweise erfolgt eine antibiotische Behandlung, die jedoch bei Schwangeren problematisch sein kann.

Die Tatsache, dass Lactobakterien krank machende Bakterien unter anderem mithilfe von Wasserstoffperoxid bekämpfen, führte zu der Überlegung, die Wirkung von Wasserstoffsuperoxid bei der Behandlung der bakteriellen Vaginose zu untersuchen. So haben Wissenschaftler an der Klinik für Geburtshilfe und Gynäkologie in Neapel (Cardone et al. 2003) in einer Studie mit 45 Frauen im Alter zwischen 18 und 42 Jahren festgestellt, dass wiederkehrende Vaginosen, bei denen andere Behandlungsmethoden versagten, sich erfolgreich mit 3-prozentigem Wasserstoffsuperoxid behandeln lassen. Nachdem die Patientinnen eine Woche lang jeden Abend die Vagina mit 30 Milliliter Wasserstoffsuperoxid gewaschen hatten, traten die Hauptsymptome auch nach drei Monaten nicht wieder auf. Alle Frauen empfanden die Behandlung akzeptabel und keine berichtete von Nebenwirkungen.

In 89 Prozent der Fälle war der Geruch verschwunden. Darüber hinaus erleichterte Wasserstoffsuperoxid in allen Fällen die Wiederherstellung der normalen vaginalen Bakterienflora. In 98 Prozent der Fälle wurde ein normaler pH-Wert von unter 4,5 erreicht und bei allen Patientinnen verschwanden die für eine Vaginose typischen „Schlüsselzellen“ (sogenannte *clue cells*) und die anaeroben Krankheitskeime. Der sogenannte Amintest – die durch anaerobe Bakterien gebildeten Amine sind für den fischartigen Geruch verantwortlich – war in 97,8 % der Fälle negativ.

Alle Testergebnisse sind statistisch signifikant und die Autoren schlussfolgern, dass Wasserstoffsuperoxid eine sichere Alternative zu herkömmlichen Behandlungsmethoden (Metronidazol,

Clindamycin) von wiederkehrenden bakteriellen Vaginosen ist. Sie ist zudem nebenwirkungsfrei, kostengünstig, hervorragend verträglich und von nachgewiesener therapeutischer Wirksamkeit.

Wasserstoffsuperoxid bei Erkältung und Grippe

Der amerikanische naturheilkundlich ausgerichtete Arzt Dr. Joseph Mercola (unter *www.mercola.com*) hat mit Wasserstoffsuperoxid sehr gute Erfahrungen in der Behandlung von Erkältungen und Grippe gemacht. Er stützt seine Empfehlung auf eine interessante Hypothese, die 1928 von dem Arzt Richard Simmons aufgestellt wurde: Demnach gelangen die Erreger (Bakterien bei Erkältung und Viren bei Grippe) über den Hörkanal in den Organismus und nicht etwa über Augen, Mund oder Nase, wie gemeinhin angenommen wird. Folglich sollten sich die Krankheitserreger auch an dieser Eintrittsöffnung bekämpfen lassen.

Innerhalb eines Tages lassen sich bemerkenswerte Erfolge erzielen!

Mercola rät daher, Erkältungen und Grippe dadurch zu behandeln, dass man zunächst einige Tropfen 3-prozentiges Wasserstoffsuperoxid in ein Ohr träufelt und es fünf bis zehn Minuten einwirken lässt. Danach lässt man das Wasserstoffsuperoxid herauslaufen und behandelt das andere Ohr ebenso. Auf diese Weise lassen sich innerhalb eines Tages bemerkenswerte Erfolge erzielen. Wichtig ist dabei, gleich nach dem Auftreten der ersten Symptome mit der Behandlung zu beginnen.

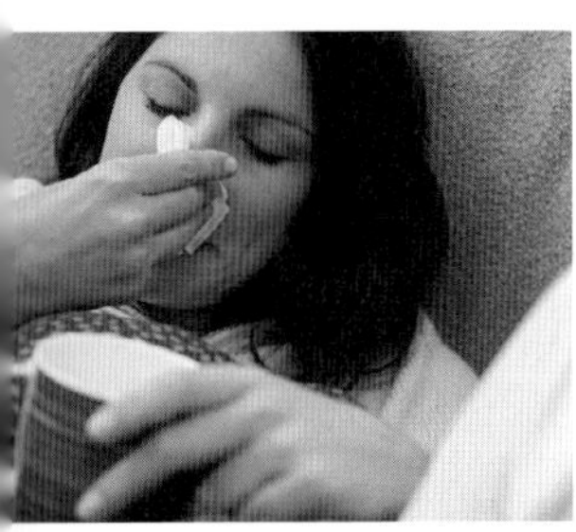

Während der Einwirkung von Wasserstoffsuperoxid spürt man ein leichtes Schäumen und Blubbern und manchmal ein mildes Brennen.

Wasserstoffsuperoxid bei rheumatischen Erkrankungen

Da viele Menschen von rheumatischen Erkrankungen betroffen sind und dabei gute Erfahrungen mit Wasserstoffsuperoxid vorliegen, gebührt diesem Krankheitsbild ein eigenes Kapitel.

Das vermutlich überzeugendste Zeugnis für die Wirksamkeit von Wasserstoffsuperoxid bei Arthritis ist ein Brief des südafrikanischen Arztes Dr. Christiaan N. Barnard (1922–2001), der durch die erste Herztransplantation Weltruhm erlangte. Er schrieb am 10. März 1986 (Donsbach 1993) in einem Brief an einen Herrn Wright in England: „Es stimmt, dass ich von Arthritis genesen bin und ich dies der Einnahme von Wasserstoffsuperoxid, mehrmals täglich, zu verdanken habe. Ich habe durch Herrn Walter Grotz von dieser Behandlung erfahren." Wie in dem Kapitel „Wie alles anfing" erwähnt, waren die ersten Erfahrungen von Grotz bei der Behandlung seiner eigenen Arthritis ausschlaggebend für ihn, die Verwendung von Wasserstoffsuperoxid zu therapeutischen Zwecken bekannt zu machen.

Viele Patienten haben mit Bädern oder mit der oralen Einnahme Erfolg bei der Behandlung von Arthritis.

Auch Dr. Donsbach hatte Walter Grotz kennen gelernt und von seiner Heilung durch Wasserstoffsuperoxid innerhalb von sechs Wochen erfahren. Im Laufe der Zeit lernte er viele weitere Patienten kennen, die teils mit Bädern und teils mit der oralen Einnahme Erfolg bei dieser Krankheit hatten. Donsbach hat bei Arthritis die Erfahrung gemacht, dass die tägliche Einnahme von mindestens 75 Tropfen des 35-prozentigen Wasserstoffsuperoxids (verdünnt im Tagesbedarf an Wasser) erforderlich ist.

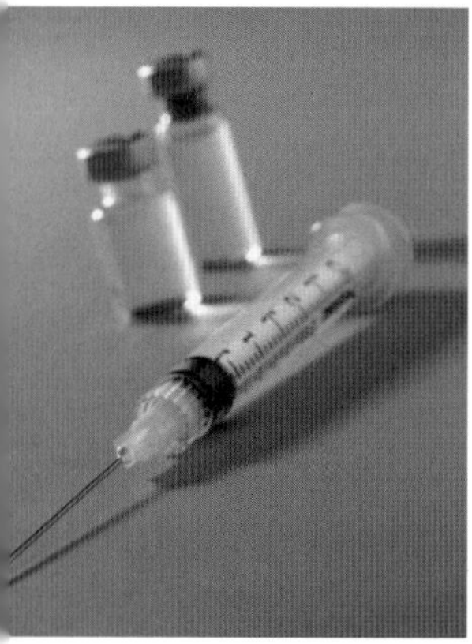

Dr. Farr injiziert 0,03-prozentiges Wasserstoffsuperoxid direkt in die Gelenke und Weichteile. Dies hat einen günstigen Einfluss auf Entzündungen bei rheumatoider Arthritis und bei anderen Arten entzündlicher Arthritis (Altman 1995).

In einer schwedischen Studie wurde von Dr. Bernard Edstrom in Lund festgestellt, dass die Anreicherung des Blutes mit Sauerstoff – in diesem Fall durch geeignete Umgebungsbedingungen in einer Klinik – zu einer erheblichen Verbesserung arthritischer Beschwerden führte (Donsbach 1993). Donsbach schlussfolgert daraus, dass auch die positive Wirkung von Wasserstoffsuperoxid auf degenerative Erkrankungen auf der zusätzlichen Sauerstoffversorgung beruht. Seine Theorie lautet: „Der Grad der Vitalität des Körpers und die Stärke der Barriere für degenerative Erkrankungen steht im Verhältnis zur Sättigungsrate des Blutes mit Sauerstoff“ (Donsbach 1993).

Wasserstoffsuperoxid bei Durchblutungsstörungen und Varizen

Wie bereits erwähnt, lässt sich mit auf die Haut aufgetragenem Wasserstoffsuperoxid die Sauerstoffversorgung des darunter gelegenen Gewebes stark verbessern (epikutane Sauerstofftherapie). Dies kann durch Peroxidsalben und die direkte Anwendung von Wasserstoffsuperoxid (Bäder, Massagen etc.) geschehen. Eine solche Durchblutungsförderung kann bei peripheren Durchblutungsstörungen (Raucherbein, diabetischer Fuß, Schaufensterkrankheit usw.) sinnvoll sein.

So wurde schon 1960 berichtet (Sprung 1960, vgl. Wehner 1961), dass sich durch wasserstoffsuperoxidhaltige Salben (5 %, 10 % und 20 %, entwickelt von Hauschild und Ludewig) der ischämische Schmerz und das Kältegefühl des schlecht durchbluteten Gewebes lindern lässt und sich stattdessen ein Wärmegefühl und das Nachlassen von Missempfindungen beobachten lassen. Ferner gehen Blaufärbungen der Haut (Zyanosen) und die Bewegungseinschränkungen zurück.

Bei Diabetikern konnten auf diese Weise viele der gefürchteten Amputationen verhindert oder zumindest ihr Umfang reduziert werden (vgl. Schilling 1963, nach Gartz 2012).

Damals wurde auch über beeindruckende Erfolge von wasserstoffsuperoxidhaltigen Salben zur Bekämpfung von Krampfadern (Varizen) bei Schwangeren vorgestellt (Felker und Rothe

1967, nach Gartz 2012). Durch die Verbesserung der Beschwerden konnte die stationäre Behandlung von betroffenen Wöchnerinnen verkürzt und das Auftreten von Thrombosen und Thrombophlebitiden stark verringert werden.

Wasserstoffsuperoxid und Krebs

Wie schon erwähnt, hat bereits Otto Warburg vor etwa 70 Jahren einen Zusammenhang zwischen Krebsentstehung und Sauerstoffmangel vermutet. Diese Annahme wurde nie widerlegt, wird aber in den letzten Jahren immer wieder durch wissenschaftliche Studien bekräftigt (Thierbach et al. 2005, Schulz et al. 2006, Langbein et al. 2006, Pelicano et al. 2006, Müllner et al. 2006 und Bonnet et al. 2007, Kiebish et al. 2008).

Deshalb ist auch die Bedeutung von Wasserstoffsuperoxid bei der natürlichen Krebsbekämpfung hochinteressant und aktuell. Eine lebenswichtige Einrichtung der Natur ist der programmierte Zelltod, die sogenannte Apoptose. Sie spielt unter anderem bei der Embryonalentwicklung und dem kontrollierten Ersatz von Zellen eine Rolle, aber auch bei der Krebsbekämpfung. Auslöser dieses „Selbstmords“ der Zellen sind verschiedene Signalstoffe, zu denen auch Wasserstoff-superoxid gehört. Auch die meisten synthetischen Krebsmittel wirken so, dass sie eine Apoptose auslösen. In vielen Tumorzellen ist dieser Mechanismus hingegen blockiert.

Wasserstoffsuperoxid führt zu einer besseren Sauerstoffversorgung, was Krebszellen überhaupt nicht mögen, und es macht das Krebsgewebe außerdem anfälliger für die Bestrahlung.

Bezüglich Wasserstoffsuperoxid lässt sich diese Blockade durch das Enzym Peroxiredoxin erklären, das in manchen Tumorzellen als Schutz davor, von Wasserstoffsuperoxid in den Selbstmord getrieben zu werden in besonders hoher Konzentration vorliegt. Geringe Mengen von Wasserstoffsuperoxid werden durch das Enzym abgebaut, bei höheren Konzentrationen wird jedoch das Enzym zerstört. In diesem Fall kann der programmierte Selbstmord ausgelöst werden. Diese Zusammenhänge haben vor einigen Jahren amerikanische Wissenschaftler in Oregon herausgefunden (Wood et al. 2003). Dazu passt auch der Befund, dass man bei Leukämiepatienten eine um 70 Prozent niedrigere Wasserstoffsuperoxid-Produktion der weißen Blutkörperchen (Leukozyten) fand (Douglass 1992).

Es gibt aber noch einen zweiten positiven Einfluss von Wasserstoffsuperoxid auf Krebszellen. Warburg, der festgestellt hatte, dass Krebszellen auf anaerobe Atmung (Fermentation) umschalten, sagte: „Krebs hat nur eine Hauptursache. Es ist der Ersatz der normalen Sauerstoffatmung der Körperzellen durch eine anaerobe Zellatmung“ (nach d’Raye 1999). Er vertrat schon 1966 die Ansicht: „Wenn Zellen ausreichend Sauerstoff erhalten, kann kein Krebs auftreten“ (nach Baker 1996). Zudem hatte der Röntgenologe Hermann Holthusen (1886-1971) schon 1921 festgestellt (nach Gartz 2012), dass Tumore bei Sauerstoffmangel nicht oder weniger anfällig für Bestrahlung sind. Umgekehrt ist Krebsgewebe umso anfälliger für Bestrahlung, je mehr Sauerstoff es enthält. Infundiert man also Wasserstoffsuperoxid in die Blutgefäße, die ein Krebsgeschwür versorgen, kommt es einerseits zu einer besseren Sauerstoffversorgung, was Krebszellen überhaupt nicht mögen, und andererseits kann der Tumor besser bestrahlt werden (Douglass 1992). Mit dem günstigen Wasserstoffsuperoxid kann diese erforderliche Erhöhung der Sauerstoffkonzentration ebenso gut wie mit hyperbarem Sauerstoff (unter Überdruck verabreichtem Sauerstoff) erreicht werden und bei manchen Patienten schrumpft der Tumor dadurch ganz oder teilweise (Altman 1995).

Aber auch das Auftragen von 20-prozentiger Peroxidsalbe erhöht bei vielen Tumoren die Wirkung der Strahlenbehandlung (vgl. Gartz 2012). So wurden schon 1959 hervorragende Ergebnisse bei der Behandlung von 42 Patienten mit einem speziellen Hautkrebs (Basaliom) veröffentlicht (Höfs 1959, Höfs und Ludewig 1959, Gartmann und Höfs 1961). Die Strahlendosis konnte um 30 bis 50 Prozent reduziert werden. Diese Erkenntnis deutscher Forscher wurde vor wenigen Jahren von japanischen Forschern neu entdeckt und das Verfahren weiterentwickelt (Ogawa et al. 2008).

Neben der äußerlichen Anwendung (KORTUC I) können innere, sogar inoperable und strahlenresistente Tumoren durch gezielt injiziertes (KORTUC II) Wasserstoffsuperoxid (als Salz der Natriumhyaluronsäure) anfällig für die Bestrahlung gemacht werden. Dazu zählen Brustkrebs, Prostatakarzinom und Sarkome. Die Bedeutung dieser wiederentdeckten Methode lässt sich daran ermessen, dass von 2008 bis 2015 etwa 80 wissenschaftliche Arbeiten dazu erschienen sind.

Donsbach (1993) machte die Erfahrung, dass die Infusion von Wasserstoffsuperoxid eine – manchmal als unangenehm empfundene – Wärmeentwicklung verursacht. Bei an der Oberfläche liegenden Tumoren (zum Beispiel bei Brustkrebs) wird nach einer Infusion auch oft ein rötlicher Fleck auf der Haut sichtbar. Donsbach ist so sehr von der positiven therapeutischen Wirkung von Wasserstoffsuperoxid bei Krebs überzeugt, dass er es prinzipiell jedem seiner Krebspatienten, zusammen mit Dimethylsulfoxid (DMSO), einem ebenfalls hoch interessanten, traditionell eingesetzten alternativen Therapeutikum, als Katalysator infundiert und viele Patienten kommen eigens deswegen zu ihm.

Lungenkrebspatienten empfiehlt Donsbach die Verneblung von acht Milliliter 35-prozentigem Wasserstoffsuperoxid pro

Liter Wasser nachts durch einen Raumbefeuchter. Dieses Prinzip ist generell auch bei Lungenemphysemen empfehlenswert (vgl. auch Cavanaugh 2008).

Lee (1990) führt sogar einige Fälle auf, in denen die orale Einnahme von Wasserstoffsuperoxid bei Krebspatienten geholfen haben soll.

Selbstverständlich ersetzt Wasserstoffsuperoxid nicht andere bewährte Medikamente in der Krebstherapie.

Drei verschiedene Aspekte der Krebsbehandlung belegen die Wirkung von Wasserstoffsuperoxid (Altman 1995):

1. Krebszellen haben (und benötigen auch) ein Sauerstoffdefizit – Wasserstoffsuperoxid verbessert die Sauerstoffversorgung der Körperzellen zu Ungunsten des Tumors.

2. Wasserstoffsuperoxid löst den programmierten Tod (Apoptose) von Krebszellen aus.

3. Viren stellen eine Komponente der Krebsentstehung dar – Wasserstoffsuperoxid wirkt viruzid. Schon in den 1950er-Jahren hatte übrigens Dr. Reginald Holman Ratten mit Krebsgeschwüren 0,45-prozentiges Wasserstoffsuperoxid in Trinkwasser verabreicht. Innerhalb von 15 bis 60 Tagen verschwanden die Tumoren (nach Cavanaugh 2008).

Dr. habil. Jochen Gartz hat unter anderem umfassend die frühe amerikanische Literatur zu Wasserstoffsuperoxid und die enormen deutschen und französischen Forschungsbemühungen der

1950er- und 1960er-Jahre sowie die jüngeren japanischen Publikationen analysiert. Die Erkenntnisse haben ihn zu einem flammenden Plädoyer für den Einsatz von Wasserstoffsuperoxid sowie organischen und anorganischen Peroxiden wie Chaulmoograöl aus der Schwammkirche, HMTD (Hexamethylentriperoxiddiamin), Peressigsäure, Dichloressigsäure und Artemisinin bei Krebs veranlasst (Gartz 2012).

Wasserstoffsuperoxid bei Alkoholismus

Wasserstoffsuperoxid unterstützt durch die verbesserte Sauerstoffversorgung des Organismus die Entwöhnung bei einer Alkoholabhängigkeit.

Alkoholismus ist eine der meist verbreiteten Krankheiten unserer Gesellschaft, die aber nach wie vor zu sehr verharmlost wird. Dabei hat Alkoholabusus gravierende gesundheitliche Folgen und endet oft sogar tödlich.

Cavanaugh (2008) berichtet darüber, dass Wasserstoffsuperoxid auch gegen Alkoholabhängigkeit und seine gesundheitlichen Schäden helfen kann. Alkoholkonsum führt zu Sauerstoffmangel im Körpergewebe und behindert, ähnlich wie bei einer Zyankalivergiftung, die reguläre Zellatmung. Man spricht von histotoxischer Hypoxie, wenn die Körperzellen den Blutsauerstoff nicht mehr in ausreichendem Maß verwerten können. Mit Sauerstoffinhalationen lässt sich eine Alkoholvergiftung behandeln, wie der niederländische Pilot und Psychologe P. M. van Wulfften Palthe Anfang des 20. Jahrhunderts feststellte. Die Einnahme von Wasserstoffsuperoxid, so Cavanaugh (2008), unterstützt aufgrund der verbesserten Sauerstoffversorgung des Organismus die Entwöhnung bei Alkoholabhängigkeit.

Erfahrungen mit Wasserstoffsuperoxid-Infusionen

Auch wenn hier die Möglichkeiten der Selbstanwendung im Vordergrund stehen, sollen die Erfahrungen mit der intravenösen Verabreichung von Wasserstoffsuperoxid kurz angesprochen werden. Wie erwähnt, wagten erstmals die Ärzte Dr. Oliver, Dr. Cantab und Dr. Murphy 1919 die Behandlung der Spanischen Grippe mit der Infusion von Wasserstoffsuperoxid (Oliver et al. 1920), obwohl die damalige Lehrmeinung noch davon ausging, dass dies Embolien verursachen würde. Es blieb ihnen jedoch keine andere Wahl, und sie hatten nichts zu verlieren, denn die Krankheit war in der Armee weit verbreitet und die Sterblichkeit lag bei mehr als 80 Prozent. Die mutigen Ärzte suchten sich die aussichtslosesten Fälle heraus und konnten tatsächlich der Hälfte der Patienten, nämlich 13 von 25, das Leben retten und die befürchteten Nebenwirkungen blieben gänzlich aus (Oliver et al. 1920). Die Ärzte hatten zwei Unzen (ungefähr 60 Milliliter) 3-prozentiges Wasserstoffsuperoxid mit Kochsalzlösung verdünnt und mit ein wenig Ammoniak leicht alkalisch gemacht. Diese 0,65-prozentige Lösung wurde dann fünfzehn Minuten lang infundiert, wobei alle vier Minuten eine halbminütige Pause gemacht wurde.

Zwei indische Ärzte führten ein weiteres überzeugendes Experiment durch. Sie infizierten Hunde mit Bakterien, die eine

Gasgangrän (Gasbrand) verursachen, eine Komplikation, die bei Operationen oder schwerwiegenden Verletzungen auftreten kann. Wurde gleichzeitig Wasserstoffsuperoxid verabreicht, so entwickelten nur 20 Prozent der Tiere die gefährliche Krankheit (Douglass 1992).

In Indien hatte Wasserstoffsuperoxid übrigens schon Mitte des 19. Jahrhunderts – damals war das Land noch britische Kolonie – große Bedeutung als günstiges Therapeutikum gegen einfache Erkältungskrankheiten; und es wurde sogar bei ernsthaften Erkrankungen wie Cholera und Malaria eingesetzt. Was heute eine starke Lobby bewirkt, schaffte damals ein einziger Reporter, der sich als Arzt ausgab, um seine Glaubwürdigkeit zu erhöhen: Er behauptete, dass ein Kindes nach der Einnahme von Wasserstoffsuperoxid gestorben sei und schon war das britische Arzneimittelmonopol gerettet, weil sich niemand mehr traute, Wasserstoffsuperoxid einzunehmen (Cavanaugh 2008).

Der Arzt und Apotheker Dr. Charles H. Farr (1927-1998) belegte in einer Studie mit vierzig Patienten, dass eine Grippe mit intravenös verabreichtem Wasserstoffsuperoxid durchschnittlich fünf Tage früher abheilt als auf herkömmliche Weise (Farr 1987 und Douglass 1992). Das bedeutet nicht nur eine enorme Erleichterung für die Patienten, sondern auch eine riesige wirtschaftliche Ersparnis, da die Arbeitsfähigkeit schneller wiederhergestellt werden kann.

Farr stellte bei seinen umfangreichen Untersuchungen fest, dass selbst eine längerfristige, täglich durchgeführte Infusionstherapie über drei Wochen hinweg keine ernsthaften Nebenwirkungen verursacht (Douglass 1992).

Selbst wenn Wasserstoffsuperoxid kein Allheilmittel ist, zeigen viele Fallberichte, dass es ein breites Spektrum gibt, bei dem sich wenigstens ein Versuch lohnt, es einzusetzen. Deshalb bedarf es an dieser Stelle nicht der ellenlangen Auflistung aller

Krankheiten und Erreger, bei denen Wasserstoffsuperoxid schon erfolgreich eingesetzt wurde. Douglass (1992) führt eine Fülle von Fallberichten zu folgenden Krankheitsbildern auf, bei denen Wasserstoffsuperoxid Heilung oder zumindest eine Besserung brachte: Arthritis, Krebs, Warzen, Kandidose, chronisches Müdigkeitssyndrom, Erythematodes (Schmetterlingsflechte oder Zehrrose), Lungenemphysem, Multiple Sklerose, Pestizidreinigung des Blutes, Sarkoidose, Varikose (Krampfadern).

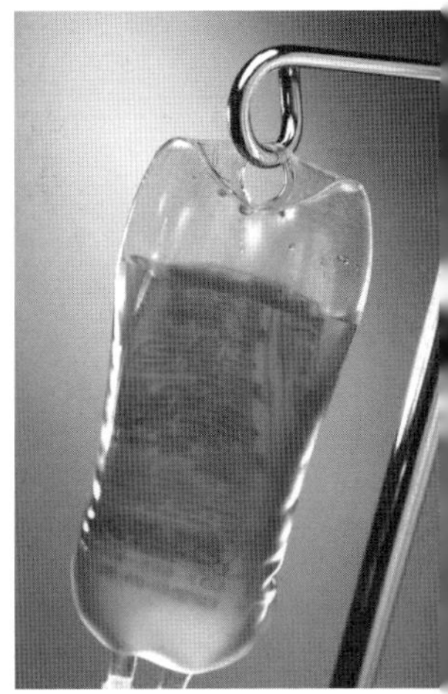

Am *Baylor University Medical Center* fand man heraus, dass sich durch Wasserstoffsuperoxid-Infusionen die gefährlichen Atheroskleroseplaques in großen Gefäßen wie der Aorta zurückbilden lassen (Douglass 1992 und Altman 1995).

Die positive Wirkung von Wasserstoffsuperoxid auf das Herz-Kreislauf-System beruht teilweise auf der Gefäßerweiterung im Herzen, in den Extremitäten, im Gehirn und in den Lungen. Ebenso wird die Herzfrequenz herabgesetzt, das Schlagvolumen erhöht und der Gefäßwiderstand erniedrigt (Altman 1995).

Oft sterben Patienten nach einem Herzinfarkt an Kammerflimmern. Das Herz dreht gewissermaßen durch und schlägt völlig unkontrolliert nach dem durch den Infarkt verursachten Sauerstoffmangel. Mit Wasserstoffsuperoxid kann dem abgeholfen werden (nach Douglass 1992 und Altman 1995).

Vor allem Farr war von der intravenösen Gabe von Wasserstoffsuperoxid überzeugt, weil der dadurch ins Gewebe gebrachte Sauerstoff Bakterien, Viren, Hefen, Protozoen und Parasiten abtötet. Er stellte fest, dass eine solche Behandlung bei Pollen- und Lebensmittelallergien hilft (Douglass 1992), ebenso bei allergischer Bronchitis, Asthma und chronischer Sinusitis.

Ein hochinteressantes Phänomen ist Farrs Beobachtung, dass intravenös verabreichtes Wasserstoffsuperoxid vorübergehend die Anzahl der Immunzellen verringert, sie aber dann innerhalb von 24 Stunden über das Normalmaß hinaus ansteigen lässt – eine echte Immunstimulation also (Farr 1987).

Douglass (1992) widmet ein langes Kapitel seines Buches der Behandlung AIDS-Kranker in Afrika mit Wasserstoffsuperoxid, womit er vielen Patienten helfen konnte. Es sei aber betont, dass dies kein Heilmittel bei AIDS darstellt, auch wenn es das Krankheitsbild positiv beeinflussen kann. So sieht es auch Douglass.

Die positive Wirkung von Wasserstoffsuperoxid auf das Herz-Kreislauf-System beruht teilweise auf der Gefäßerweiterung.

Auch beim Epstein-Barr-Virus (EBV), das für das Müdigkeitssyndrom verantwortlich gemacht wird, konnte Farr überzeugende Therapieerfolge mit intravenös verabreichtem Wasserstoffsuperoxid zeitigen (Douglass 1992). Donsbach (1993) führt diese positive Wirkung auf die Stärkung des Immunsystems und die Tatsache zurück, dass die Virenvermehrung durch einen hohen Sauerstoffgehalt gehemmt wird.

Farr hat Hunderte von Patienten mit intravenös verabreichtem Wasserstoffsuperoxid von Candidabefall geheilt (Douglass 1992 und Altman 1995).

Farr entdeckte ebenfalls, dass die intravenöse Gabe von Wasserstoffsuperoxid eine Stunde nach der Infusion zwar vorübergehend etliche Blutwerte um zwei bis zehn Prozent senkt. Aber diese Werte normalisieren sich nach 24 Stunden wieder und die Anzahl an Immunzellen erhöht sich sogar (Farr 1987).

Auf die detaillierte Zusammensetzung einer solchen Infusionslösung soll an dieser Stelle nicht eingegangen werden, da solche Infusionen ausschließlich von erfahrenen, besonders geschulten Ärzten angelegt werden dürfen. Tun Sie dies niemals selbst!

Wasserstoffsuperoxid im Haushalt

Auch im Haushalt gibt es eine Fülle von Anwendungsmöglichkeiten für Wasserstoffsuperoxid. Die folgenden Beispiele stammen wieder vorwiegend von Baker (1996), sofern nicht anders angegeben.

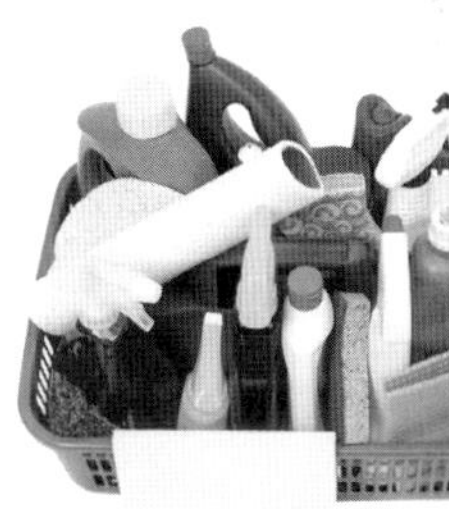

Raumbefeuchtung: Dazu werden etwa 5 bis 10 Milliliter 35-prozentiges Wasserstoffsuperoxid pro Liter destilliertes Wasser in einen Verdunster gefüllt. Das verbessert die Atemluft und hält die Atemwege und Nebenhöhlen frei. Andere Empfehlungen lauten auf 50 bis 100 Milliliter 3-prozentiges Wasserstoffsuperoxid auf einen Liter Wasser.

Haushaltsspray: Zur Lufterfrischung sprüht man ein wenig 3-prozentiges Wasserstoffsuperoxid in die Mitte eines Raumes.

Spülmaschine: Man gibt 50 bis 100 Milliliter 3-prozentiges Wasserstoffsuperoxid in die Maschine.

Waschmaschine: Anstelle eines Bleichmittels kann man je nach Füllmenge 150 bis 200 Milliliter 3-prozentiges Wasserstoffsuperoxid in die Maschine geben. Achten Sie aber darauf, dass das Wasserstoffsuperoxid nicht direkt auf die möglicherweise noch trockene Wäsche gegeben wird, warten Sie am besten den letzten Wasserzulauf ab und spülen sie mit reichlich Wasser nach.

Frischhalten von Lebensmitteln: Salat lässt sich mit Wasserstoffsuperoxid frisch halten, wenn man ihn zunächst mit einem Esslöffel 3-prozentigem Wasserstoffsuperoxid, in einer halben Tasse reinen Wassers gelöst, besprüht, trocknet, abdeckt und dann kühl lagert. Donsbach empfiehlt das Besprühen mit einer Lösung aus einem Liter Wasser und etwa 300 Milliliter 3-prozentigem oder 30 Milliliter 35-prozentigem Wasserstoffsuperoxid zum Frischhalten und Reinigen von Obst, Salat und Gemüse. Er besprüht damit auch Fleisch, Geflügel und Fisch, bevor er diese Lebensmittel im Kühlschrank aufbewahrt.

Frischhalten von Trinkwasser: Um Trinkwasser einen erfrischenden Geschmack zu verleihen, gibt man zwei Tropfen 35-prozentiges Wasserstoffsuperoxid zu einem Liter Wasser und schüttelt es gut durch.

Auch im Haushalt gibt es viele Anwendungsmöglichkeiten für Wasserstoffsuperoxid.

Marinade: Man übergießt Fleisch, Geflügel oder Fisch mit 3-prozentigem Wasserstoffsuperoxid. Anschließend deckt man es ab und lässt es eine halbe oder bis zu einer Stunde lang im Kühlschrank stehen. Vor dem Kochen wird das Fleisch noch einmal gut abgewaschen.

Insektenspray: Dazu wird eine Lösung aus einer Tasse weißem raffiniertem Zucker und 60 Milliliter 3-prozentigem Wasserstoffsuperoxid in einem Liter Wasser hergestellt.

Desinfektion und Pilzbefall: Man besprüht die fraglichen Wände und Möbel mit 3-prozentigem Wasserstoffsuperoxid oder wäscht sie damit ab. Anschließend trocknet man sie mit einem sauberen Tuch gut ab. Testen Sie die zu reinigenden Möbel oder Wände am besten vorher an einer kaum sichtbaren Stelle, da Wasserstoffsuperoxid eine Aufhellung verursachen kann.

Die desinfizierende Wirkung von Wasserstoffsuperoxid wurde unter anderem für medizinische Geräte nachgewiesen. Sie bedürfen einer besonders sorgfältigen Reinigung und Desinfektion, damit keine Krankheiten von einem Patienten auf den anderen übertragen werden. Oft sind aber die vorgeschriebenen Desinfektionsmittel nicht mit dem Material verträglich, aus dem die Geräte bestehen. Eine besondere Herausforderung stellen in diesem Zusammenhang die sogenannten Prionen dar. Prionen sind in höchstem Maße widerstandsfähig gegenüber chemischen und physiologischen Reinigungsmethoden. Diese Eiweiße sind vielen von uns als mögliche Auslöser des sogenannten „Rinderwahnsinns" (BSE) und der Creutzfeld-Jakob-Krankheit bekannt. Vor wenigen Jahren wies ein Forscherteam nach, dass Prionen durch Wasserstoffsuperoxid nachhaltig inaktiviert werden können (Rogez-Kreuz et. al. 2009)

Wasserstoffsuperoxid in der Tier- und Pflanzenzucht

Im deutschen Sprachraum ist die reine Landwirtschaft zwar nur noch mäßig ausgeprägt, aber die Erfahrungen, die mit Wasserstoffsuperoxid auf diesem Gebiet in den USA und in Australien gemacht wurden, lassen sich in gewissem Maße durchaus auf die Haustierhaltung und Hobbygärtnerei übertragen. Immerhin kann man dadurch so manches Antibiotikum einsparen.

Erstmals wurde 1985 Wasserstoffsuperoxid von einem Landwirt in seinem Trinkwassersystem eingesetzt. Dadurch wurden die Tiere gesünder, der Fettgehalt der Butter erhöhte sich und die Milchleistung der Kühe sowie die Legefreudigkeit der Hennen wurden verbessert. Auch die Bakterienzahl – ein wichtiges Kriterium in der Milchwirtschaft – konnte stark reduziert werden. Bei Zuchtvieh wurde innerhalb kürzester Zeit mit weniger Futter ein höheres Schlachtgewicht erreicht. Grotz (nach Douglass 1992) empfiehlt für die Trinkwasseraufbereitung etwa 60 bis 70 Milliliter 3-prozentiges oder etwa 6 Milliliter 35-prozentiges Wasserstoffsuperoxid auf einen Liter Wasser (oder 30 ppm). Übrigens, russische Soldaten sollen zur Trinkwasserdesinfektion sogar Kapseln mit Wasserstoffsuperoxid mit sich führen (Lee 1990).

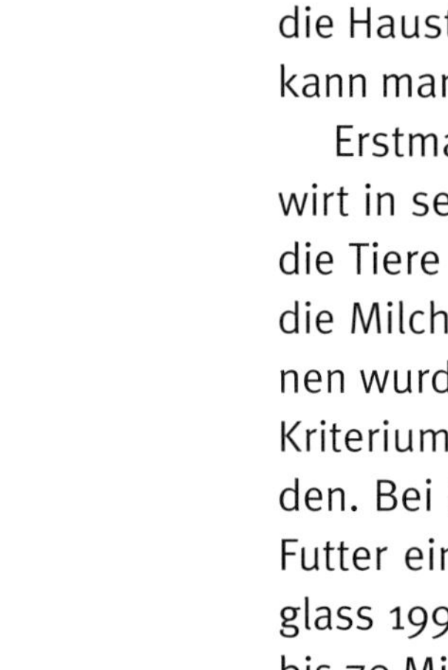

Wie beim Menschen, so lassen sich auch beim Tier Wunden mit 3-prozentigem Wasserstoffsuperoxid reinigen. Es sei jedoch erwähnt, dass sich der

Katalase-Gehalt verschiedener Tierarten erheblich voneinander unterscheidet. Daher sind auch Ergebnisse aus Tierversuchen mit Wasserstoffsuperoxid nicht immer auf den Menschen übertragbar und umgekehrt (Mensch, Katze, Pferd und Fisch ja; Ziege und Huhn nein; nach Douglass 1992).

Mit Wasserstoffsuperoxid lässt sich so manches Antibiotikum einsparen.

Besprüht man Feldfrüchte – auch ein Thema für Hobbygärtner – mit Wasserstoffsuperoxid, gedeihen sie besser und sind weniger anfällig für Insekten und Krankheiten (Baker 1996). Auch im Treibhaus lassen sich Pflanzen durch Besprühen mit Wasserstoffsuperoxid vor Pilz- und Milbenbefall schützen. Wir erinnern uns, dass sich Pflanzen selbst auch dieser Substanz zur Abwehr von Krankheitskeimen bedienen (siehe Kapitel „Wasserstoffsuperoxid bei Mensch, Tier und Pflanze“).

Als Insektizid ist ein Spray aus etwa 50 Milliliter 3-prozentigem Wasserstoffsuperoxid auf einen Liter Wasser mit 50 Milliliter Melasse oder weißem raffiniertem Zucker geeignet (Donsbach 1993).

Pflanzensamen keimen nach dem Eintauchen in ein Bad aus bis zu 180 Milliliter 3-prozentigem Wasserstoffsuperoxid auf einen Liter destilliertes Wasser besser als üblich (Donsbach 1993). Zur Düngung von Pflanzen verwendet man 25 Milliliter 3-prozentiges Wasserstoffsuperoxid auf einen Liter Wasser (Donsbach 1993). Nach Baker (1996) befeuchtet man Pflanzen im Garten regelmäßig mit Wasserstoffsuperoxid (30 Milliliter 3-prozentiges oder 16 Tropfen 35-prozentiges Wasserstoffsuperoxid auf einen Liter Wasser), um ihr Wachstum zu verbessern. Zum Besprühen von Feldfrüchten verwendet man pro 1000 Quadratmeter (zehn Ar) etwa 1,8 bis 5,4 Liter 3-prozentiges oder 150 bis 450 Milliliter 35-prozentiges Wasserstoffsuperoxid auf 75 Liter Wasser.

Donsbach (1993) gibt zwei Esslöffel 3-prozentiges Wasserstoffsuperoxid auf einen Liter Wasser zum Besprühen von Rosen. Gibt man etwas von dieser Lösung in die Blumenvase und besprüht Schnittblumen damit, halten sie doppelt so lange wie üblich.

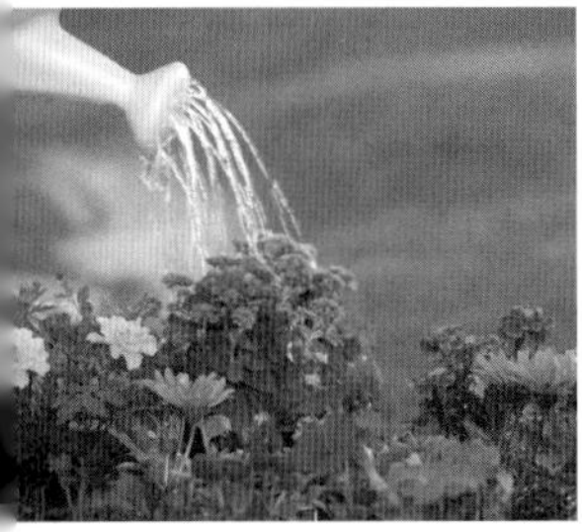

Eine sehr oft zu beobachtende Krankheit bei Mensch und Tier ist Hefepilzbefall. Dr. Mercola (unter *www.mercola.com*) empfiehlt gegen Hefepilzbefall bei Tieren eine zuckerfreie Diät, etwas Knoblauch oder Oregano ins Fressen und die Desinfektion befallener Körperstellen. Für die Pfoten empfiehlt er ein Fußbad aus vier Litern Wasser, einer Tasse 3-prozentigem Wasserstoffsuperoxid und ein bis vier Tassen weißem Essig. Anschließend sollen die Pfoten gut abgetrocknet werden. Dabei muss man darauf achten, dass nichts von dem Badewasser ins Auge des Tieres gelangt.

Auch muss beachtet werden, dass Wasserstoffsuperoxid dunkles Fell entfärben kann. Das, was beim menschlichen Haar oft gewollt ist, könnte für Tierhalter zu einer unliebsamen Überraschung werden.

Mengenangaben und Sicherheitsvorkehrungen

Für die Verdünnung von Wasserstoffsuperoxid geben die folgenden Tabellen eine Orientierungshilfe.

Bei einem verantwortungsbewussten Umgang mit Wasserstoffsuperoxid ist diese Substanz sehr nützlich und ungefährlich.

		1 ml	=	20 Tropfen
1 Teelöffel	=	3 ml	=	80 Tropfen
1 Esslöffel	=	10 ml	=	200 Tropfen
1/2 Tasse	=	75 ml	=	1.200 Tropfen

1 Teil 3-prozentiges H_2O_2	+ 5 Teile destilliertes Wasser	= 6 Teile 0,5-prozentiges H_2O_2
10 ml 3-prozentiges H_2O_2	+ 50 ml destilliertes Wasser	= 60 ml 0,5-prozentiges H_2O_2
1 Teil 35-prozentiges H_2O_2	+ 11 Teile destilliertes Wasser	= 12 Teile 3-prozentiges H_2O_2
10 ml 35-prozentiges H_2O_2	+ 110 ml destilliertes Wasser	= 120 ml 3-prozentiges H_2O_2

H_2O_2 steht in dieser Tabelle für Wasserstoffsuperoxid.

In diesem Buch wurden die amerikanischen Maßeinheiten Unze, Pinte, Quart und Gallone in die Internationalen Maßeinheiten Liter oder Milliliter umgerechnet. Für die Umrechnung wurden folgende (amerikanischen) Werte zugrunde gelegt und gerundet:

1 Unze	= 0,0296 Liter	= ca. 30 Milliliter
1 Pinte	= 0,4700 Liter	= ca. 1/2 Liter
1 Quart	= 0,9500 Liter	= ca. 1 Liter
1 Gallone	= 3,7853 Liter	= ca. 4 Liter

Einige Aspekte müssen dennoch unbedingt berücksichtigt werden, insbesondere bei der Verwendung von 35-prozentigem Wasserstoffsuperoxid.

- Bewahren Sie Wasserstoffsuperoxid immer in einer Plastikflasche auf und lagern Sie es kühl, dunkel und getrennt von Nahrungsmitteln, sodass es vor direkter Sonneneinstrahlung und Hitze geschützt ist. Benutzte Flüssigkeit bitte nicht wieder zurückschütten!
- Wenn Sie 35-prozentiges Wasserstoffsuperoxid längere Zeit lagern wollen, muss es in ein Laborgefäß mit speziellem Entgasungsverschluss gefüllt werden. Ihre Apotheke kann Ihnen hierbei weiterhelfen.
- Verwahren Sie Wasserstoffsuperoxid immer unzugänglich für Kinder und geistig verwirrte Personen auf. Am besten verwenden Sie ein Aufbewahrungsgefäß mit kindersicherem Verschluss und beschriften es korrekt und gut lesbar, damit der Inhalt von niemandem versehentlich getrunken wird.

- 35-prozentiges Wasserstoffsuperoxid darf auf keinen Fall unverdünnt verwendet werden, da es zu schwerwiegenden Gesundheitsstörungen (Verätzungen) bis hin zum Tod kommen kann.
- Falls 35-prozentiges Wasserstoffsuperoxid auf die Haut gelangt, sofort gründlich mit kaltem Wasser abwaschen.
- Wasserstoffsuperoxid keinesfalls in die Augen gelangen lassen. Gegebenenfalls die Augen sofort gründlich mit kaltem Wasser auswaschen und dann einen Arzt aufsuchen. Es ist unter Umständen angebracht, beim Arbeiten mit Wasserstoffsuperoxid eine Schutzbrille und entsprechende Schutzhandschuhe zu tragen.
- Falls Wasserstoffsuperoxid versehentlich getrunken wurde, sofort mit viel Wasser nachspülen, in aufrechter Haltung verbleiben und einen Arzt aufsuchen.
- Obwohl er es für nach seinen Richtlinien infundiertes Wasserstoffsuperoxid an anderen Stellen immer wieder ausschließt, führt Douglass (1992) der Vollständigkeit halber an, dass (eher theoretisch) bei der Wundversorgung ein Teil in den Kreislauf eindringen und eine Embolie verursachen könnte.
- Bei zu hoher Konzentration können nach einer Darmreinigung (Einlauf) mit Wasserstoffsuperoxid Darmentzündungen oder Darmgeschwüre auftreten (Douglass 1992). Es sollen dafür höchstens 15 Tropfen 35-prozentiges Wasserstoffsuperoxid auf einen Liter Wasser verwendet werden (Donsbach 1993). Ärzte der *Yale University* haben bei dreißig Patienten nicht eine einzige Nebenwirkung festgestellt (Douglass 1992).

- Bei Infusionen von Wasserstoffsuperoxid kann sich die betreffende Vene entzünden. Bei großen Venen und langsamer Infusionsgeschwindigkeit (1 Stunden) lässt sich dies jedoch weitgehend vermeiden. Manchmal treten bei intravenöser Gabe rote Streifen auf, die aber nichts mit einer Entzündung zu tun haben (Douglass 1992).
- Zu Behandlungsbeginn ist eine so genannte *Jarisch-Herxheimer-Reaktion* möglich. Sie kann sich durch Migräne, Übelkeit, Kopfschmerzen, Frösteln (ohne Fieber) und leichten Durchfall äußern. Eine solche Reaktion wird durch die plötzliche Überschwemmung des Körpers mit Giften der abgetöteten Erreger ausgelöst und ist ein Zeichen dafür, dass Wasserstoffsuperoxid wirkt. Die *Jarisch-Herxheimer-Reaktion* ist vorübergehend.
- Wasserstoffsuperoxid sollte von gesunden Menschen nicht wie ein Nahrungsergänzungsmittel regelmäßig eingenommen werden, sondern nur nach Absprache mit dem behandelnden Arzt oder Heilpraktiker bei Bedarf und solange behandlungsbedürftige Krankheitssymptome vorliegen.
- Wird Wasserstoffsuperoxid verschüttet, muss die betroffene Stelle (zum Beispiel Möbel, Fußboden oder Kleidungsstück) sofort gründlich mit Wasser gereinigt werden, um ein Ausbleichen zu verhindern.
- Achten Sie darauf, dass Sie Ihre Kopfhaare und Augenbrauen nicht versehentlich – zum Beispiel beim Besprühen des Körpers – mit Wasserstoffsuperoxid bleichen. Das kann möglicherweise auch der anderen Körperbehaarung widerfahren. Testen Sie die Wirkung

daher am besten an einer kleinen behaarten Körperstelle, bevor Sie Wasserstoffsuperoxid großflächig einsetzen.

- Menschen mit Organtransplantaten wird von der Einnahme von Wasserstoffsuperoxid abgeraten, weil es das Immunsystem stimuliert und es dadurch zu Abstoßungsreaktionen kommen könnte.
- Bringen Sie Wasserstoffsuperoxid nicht in Kontakt mit brennbaren Stoffen. Es besteht Brandgefahr.
- Verunreinigungen, besonders der Kontakt mit Metallen, kann zu rascher Zersetzung von 35-prozentigem Wasserstoffsuperoxid führen. Dabei werden Sauerstoff und Wärme freigesetzt, was zum Bersten des Vorratsgefäßes führen kann.
- Reste von 35-prozentiger Wasserstoffsuperoxid-Lösung können Sie bei einer Schadstoffsammelstelle abgeben.

Literatur

Altman, Nathaniel: *Oxygen Healing Therapies for optimum health & vitality*, Rochester: Healing Arts Press, 1995

Baker, Elizabeth: *The unmedical miracle Oxygen*, USA: Promotion Publishing, 1996

Bonnet, S., S. L. Archer, J. Allalunis-Turner, A. Haromy, C. Beaulieu, R. Thompson, C. T. Lee, G. D. Lopaschuk, L. Puttagunta, S. Bonnet, G. Harry, K. Hashimoto, C. J. Porter, M. A. Andrade, B. Thebaud und E. D. Michelakis: *A mitochondria-K+ channel axis is suppressed in cancer and its normalization promotes apoptosis and inhibits cancer growth.* In: Cancer cell. Band 11, Nummer 1 (2007) S. 37–51

Cardone, A., R. Zarcone, A. Borrelli, A. Di Cunzolo und E. Tartaglia: „Utilisation of hydrogen peroxide in the treatment of recurrent bacterial vaginosis", in: *Minerva Ginecologica* 2003 Nr. 55 (6) S. 483-492

Cavanaugh, Madison: *The One-Minute Cure. The Secret to Healing Virtually All Diseases*, Beverly Hills: 2008

Donsbach, Kurt W.: *Oxygen, oxygen, oxygen*, USA: The Rockland Corporation, 1993

Douglass, William Campbell: *Hydrogen Peroxide Medical Miracle*, Atlanta: Second Opinion Publishing, 1992

d'Raye, Tonita: *The Oxygen Answer for Health and Healing. Stabilized Oxygen is a dietary supplement that could change your life!*, Keizer: Awieca Publishing Inc., 1999

Farr, Charles H.: *The therapeutic use of intravenous hydrogen peroxide.* A review. Experimental evidence of physiological effect and clinical experience, 1987

Felker, A. und K. Rothe: „Klinische Erfahrungen mit der epikutanen Anwendung von Wassserstoffperoxid in der Geburtshilfe", in: *Das Deutsche Gesundheitswesen* 22 (1967) S. 1119 (nach Gartz 2012)

Gartmann, H. und W. Höfs: „Zur Steigerung der Röntgenstrahlenempfindlichkeit von bösartigen Hautgeschwülsten durch Wasserstoffperoxydsalbe", in: *Archiv klin. exp. Dermatologie* 213 Band 1 (1961) S. 136-141

Gartz, Jochen: *Peroxide in der Medizin. Eine Aufforderung zur Forschung und Krebstherapie*, e-Book, Amazon Kindle vom 12.11.2012; ASIN: B00A6X4B10

Hauschild, F. und R. Ludewig: „Lokale Sauerstofftherapie durch epikutane Anwendung von Wasserstoffperoxyd!", in: *Das Deutsche Gesundheitswesen* 14 (1959) S. 1711

Höfs, W. u. R. Ludewig: „Steigerung der Röntgenstrahlenempfindlichkeit von Hauttumoren durch epikutane Wasserstoffperoxyd-Applikation", in: *Dermatologische Wochenschrift* 139 (1959) S. 353 (nach Gartz 2012)

Langbein, S., M. Zerilli, A. zur Hausen, W. Staiger, K. Rensch-Boschert, N. Lukan, J. Popa, M. P. Ternullo, A. Steidler, C. Weiss, R. Grobholz, F. Willeke, P. Alken, G. Stassi, P. Schubert und J. F. Coy: „Expression of transketolase TKTL1 predicts colon and urothelial cancer patient survival: Warburg effect reinterpreted", in: *British journal of cancer.* Band 94, Nummer 4 (2006) S. 578–585

Ludewig, R: „Sauerstoff-Insufflation durch epicutane Anwendung von Wasserstoffperoxyd", in: *Zeitschrift für die gesamte experimentelle Medizin* 130, 4 (1958) S 343-353

Ludewig, R.: *Experimenteller Beitrag zur epikutanen und intraoralen Anwendung hochprozentiger Wasserstoffperoxid-Lösungen*, Habilitationsschrift Leipzig 1963

LeBeau, Conrad: *Hydrogen Peroxide Therapy. New Hope for Incurable Diseases*, Dallas: International Bio-Oxidative Medicine Foundation, 1988 und 1995

Lee, Jeremy: The Oxygen Connection. Oxygen Solution to Chemical Carnage, Toowoomba: 1990

Manok, M.: Über eine einfache und schmerzlose Behandlung der Warzen. In: *Der Hautarzt*. Band 12 1961

Marchand, Charles: *The therapeutical applications of peroxide of hydrogen (medicinal), and Glycozone, Hydrozone and eye balsam*, Nachdruck der Ausgabe von 1896, Ulan Press 2012

Müllner, S., H. Stark, P. Niskanen, E. Eigenbrodt, S. Mazurek und H. Fasold: From Target to Lead Synthesis. In: Methods and Principles in Medicinal Chemistry (28) (Proteomics in Drug Research. Weinheim 2006 S. 187-207

Ogawa Y, H. Ue, K. Tsuzuki, M. Tadokoro, K. Miyatake, T. Sasaki, N. Yokota, N. Hamada, S. Kariya, J. Hitomi, A. Nishioka, K. Nakajima, M. Ikeda, S. Sano und T. Inomata: „New radiosensitization treatment (KORTUC I) using hydrogen peroxide solution-soaked gauze bolus for unresectable and superficially exposed neoplasms", in: *Oncology Reports* 19 (6) (2008) S. 1389-1394

Oliver, T. H., B. C. Cantab und D. V. Murphy: „Influenzal Pneumonia: The intravenous injection of hydrogen peroxide", in: *The Lancet* (1920) S. 432-434

Otter, Jonathan A. und Gary L. French: "Survival of Nosocomial Bacteria and Spores on Surfaces and Inactivation by Hydrogen Peroxide Vapor", in: *Journal of Clinical Microbiology,* Band 47, Nummer 1 (2009) S. 205-207

Pelicano, H., D. S. Martin, R.-H. Xu und P. Huang: "Glycolysis inhibition for anticancer treatment", in: *Oncogene*, Bd. 25, Nr. 34 (2006), S. 4633–4646

Pies, Josef: *Immun mit kolloidalem Silber*, 20. Auflage, Kirchzarten: VAK Verlags GmbH, 2015

Pies, Josef u. Uwe Reinelt: *Kolloidales Silber*, 9. Auflage Kirchzarten: VAK Verlags GmbH, 2014

Rogez-Kreuz, C., R. Yousfi, C. Soufflet, I. Quadrio, Z. X. Yan, V. Huyot, C. Aubenque, P. Destrez, K. Roth, C. Roberts, M. Favero und P. Clayette: Inactivation of animal and human prions by hydrogen peroxide gas plasma sterilization. In: Infect. Control Hosp. Epidemiol. Band 30 Nr. 8 (2009) S. 769-777

Rubin; Mordecai: “The history of ozone. The Schönbein period, 1839-1868”, in: *Bull. Hist. Chem.* Band 26 Nr. 1 (2001) S. 40-56

Schilling, I.: „Die epikutane Wasserstoffperoxid-Therapie peripherer Durchblutungsstörungen bei Diabetikern“, in: *Das Deutsche Gesundheitswesen* 18 (1963) S. 437 (nach Gartz 2012)

Sprung, H. B.: „Die epicutane Wasserstoffperoxidbehandlung (transkutane Sauerstoffbehandlung)“, in: *Layendeckers Archiv für klinische Chirurgie* 265, Band 1 (1960) S. 465-467

Schönbein, Christian Friedrich: *Beobachtungen über den bei der Elektrolysation des Wassers und dem Ausströmen der gewöhnlichen Elektricität aus den Spitzen sich entwickelnden Geruch.* In: Annalen der Physik und Chemie. Band 50 (= Band 126 der ganzen Folge) S. 616-635, Leipzig 1840

Soret, Jacques-Louis: „Recherches sur la densité de l'ozone“, in: *Comptes rendues hebdomadaires des séances de l'académie des sciences.* Band 61 S. 941-944, Paris: 1865

Thénard, Louis Jacques: „Observations sur des Combinaisons nouvelles entre l'oxigène et divers acides“, in: *Annales de chimie et de physique.* Band 8 S. 306-313, Paris: 1818

Thierbach R, Schulz TJ, Isken F, Voigt A, Mietzner B, Drewes G, von Kleist-Retzow JC, Wiesner RJ, Magnuson MA, Puccio H, Pfeiffer AF, Steinberg P, Ristow M.: „Targeted disruption of hepatic frataxin expression causes impaired mitochondrial function, decreased life span and tumor growth in mice“, in: *Human molecular genetics.* Bd. 14, Nr. 24 (2005) S. 3857–3864

Tim J. Schulz, René Thierbach, Anja Voigt, Gunnar Drewes, Brun Mietzner, Pablo Steinberg, Andreas F. H. Pfeiffer und Michael Ristow: „Induction of oxidative metabolism by mitochondrial frataxin inhibits cancer growth“, in: *The Journal of biological chemistry.* Bd. 281, Nr. 2 (2006) S. 977–981.

Tunnicliffe, F. W. und M. B. Stebbing: „The intravenous injection of oxygen gas as a therapeutic measure“, in: *The Lancet* Bd. 188 Nr. 4851 S. 321-323

Wehner, W.: „Klinische Erfahrungen mit der epikutanen Anwendung von Wasserstoffsuperoxid“, in: *Zbl. Chir.* 86 (1961) S. 2475 (nach Gartz 2012)

Wennström, Jan und Jan Lindhe: „Effect of hydrogen peroxide on developing plaque and gingivitis in man“, in: *Journal of Clinical Periodontology.* Bd. 6, Nr. 2 (1979) S. 115-130

Wolffenstein, Richard: „Concentration und Destillation von Wasserstoffsuperoxyd“, in: *Berichte der deutschen chemischen Gesellschaft.* Bd. 27 Nr. 3 S. 3307–3312, 1894

Wood, Zachary A., Poole, Leslie B. und Karplus, Andrew P.: „Peroxiredoxin Evolution and the Regulation of Hydrogen Peroxide Signaling“, in: *Science* 300, 25. April 2003, S. 650-653

Zur weiteren umfangreichen Literatur von Fritz Hauschild und Reinhard Ludwig vergleiche Gartz 2012

Zum Schluss

Verlag und Autor hoffen, Ihnen die wichtigsten und interessantesten Aspekte rund um die vielfältigen Verwendungsmöglichkeiten von Wasserstoffsuperoxid in der Hygiene und als universelles Therapeutikum nahe gebracht zu haben.

Wir danken allen, die das Projekt unterstützt haben. Insbesondere hat uns Herr Dr. habil. Jochen Gartz für diese Neuauflage auf interessante Aspekte aufmerksam gemacht, die wir sehr gerne berücksichtigt haben.

Falls Sie Fragen oder kritische und konstruktive Rückmeldungen haben, schreiben Sie bitte an:

VAK Verlags GmbH
Eschbachstr. 5
79199 Kirchzarten bei Freiburg
E-Mail: info@vakverlag.de
Internet: www.vakverlag.de

Wasserstoffsuperoxid bekommen Sie in jeder Apotheke. Allerdings tun sich manche Apotheken schwer damit. In solchen Fällen kann man darauf hinweisen, dass die Firma Merck in Darmstadt beispielsweise Wasserstoffsuperoxid ohne Stabilisatoren in den Qualitätsstufen *Suprapur* und *Ultrapur* anbietet.

Über den Autor

Der Naturwissenschaftler Dr. Josef Pies studierte Biologie und promovierte in dem Fach Zytologie (Zellbiologie).

Er arbeitet seit mehr als drei Jahrzehnten im Gesundheitssektor und hat sich ein umfassendes medizinisches Wissen angeeignet. Neben der schulmedizinischen Behandlung von Krankheiten interessieren ihn vor allem auch alternative Ansätze.

Als Medizinschriftsteller hat Josef Pies bereits mehr als ein Dutzend Bücher und zahlreiche Einzelbeiträge zu speziellen medizinischen und medizinhistorischen Aspekten veröffentlicht, die teilweise in mehrere Sprachen übersetzt wurden. Darüber hinaus schrieb er Drehbücher zu Informationsfilmen für Ärzte und Patienten.

Bei VAK sind bereits zahlreiche Titel von Dr. Pies erschienen. Informationen hierzu entnehmen Sie bitte dem Verlagsprogramm, das Sie kostenlos bei VAK anfordern können.

Dr. Josef Pies:

Alpha-Liponsäure – das Multitalent

Gegen freie Radikale, Umweltgifte, Zellalterung

Leseprobe: www.vakverlag.de

Mithilfe des „Radikalfängers" Alpha-Liponsäure können Sie dem Älterwerden gesund, vital und gelassen entgegensehen. Wissenschaftliche Untersuchungen belegen, dass Alpha-Liponsäure auf einfachste Weise vor freien Radikalen schützt und so Zivilisationskrankheiten und dem Alterungsprozess entgegenwirkt.
Alpha-Liponsäure ist ein echtes Multitalent, denn sie kann z.B. Vitamine recyceln und so ihre Wirksamkeit verlängern. Außerdem hat sie einen positiven Einfluss auf Diabetes und die dadurch bedingten Nervenschäden, auf Krebs, HIV und AIDS, Umweltgifte, Zellalterung etc. Mit einem Selbsttest, der zeigt, wie es um Ihr eigenes antioxidatives Profil steht.

88 Seiten, 24 Fotos, zahlr. Illustrationen, Paperback (15 x 21,5 cm)
ISBN 978-3-86731-034-5

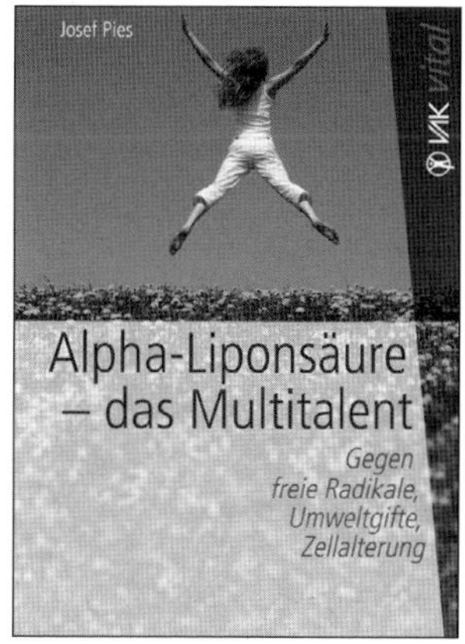

Dr. Josef Pies:

Olivenblatt-Extrakt

Rückbesinnung auf ein jahrtausendealtes Heilmittel

Leseprobe: www.vakverlag.de

Seit Jahrhunderten wird der Ölbaum im Mittelmeerraum intensiv kultiviert und sowohl für die Ernährung als auch zur Behandlung von Krankheiten genutzt. Während die positiven Eigenschaften der Frucht den meisten Menschen bekannt sind, blieb das Wissen über die gesundheitsstärkenden Eigenschaften der Olivenblätter bisher nur einem kleinen Kreis vorbehalten.
In den 1960-er Jahren begann man mit der systematischen wissenschaftlichen Erforschung der Inhaltsstoffe des Olivenblattes. Mittlerweile liegen sehr viele positive Erfahrungsberichte über seine Wirkung vor.

80 Seiten, mit 28 Fotos, Paperback (15 x 21,5 cm)
ISBN 978-3-86731-035-2

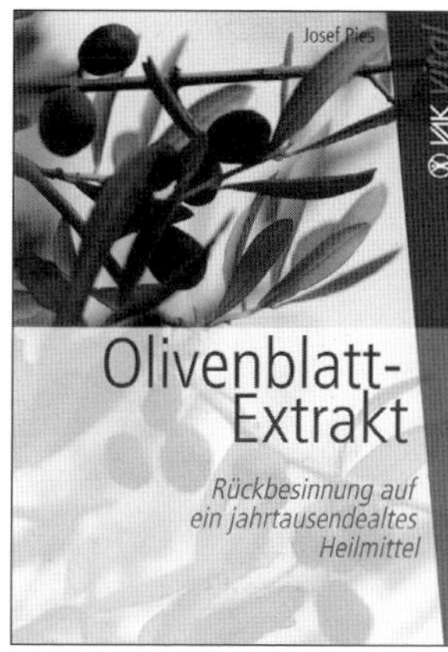

Dr. Volker Spitzer, Nicole Spitzer:

Super Vitamin D

Rundumschutz vor den Krankheiten unserer Zeit

Leseprobe: www.vakverlag.de

Bislang wurde Vitamin D hauptsächlich verabreicht, um Kinder vor Rachitis und Erwachsene vor Osteoporose zu schützen. Aktuelle Studien belegen jedoch, dass Vitamin D nicht nur Krankheiten vorbeugt, z. B. Krebs, Herzinfarkt und Diabetes, sondern diese auch heilen kann. Doch unsere Versorgung mit Vitamin D ist Besorgnis erregend: Mehr als die Hälfte aller Deutschen hat einen Vitamin-D-Mangel; bei den über 65-Jährigen sind es sogar 75 %. Dieser Rat-geber liefert Ihnen praktische Strategien für eine gesundheitsfördernde Vitamin-D-Versorgung.

128 Seiten, 15 Fotos, Paperback (15 x 21,5 cm)
ISBN 978-3-86731-053-6

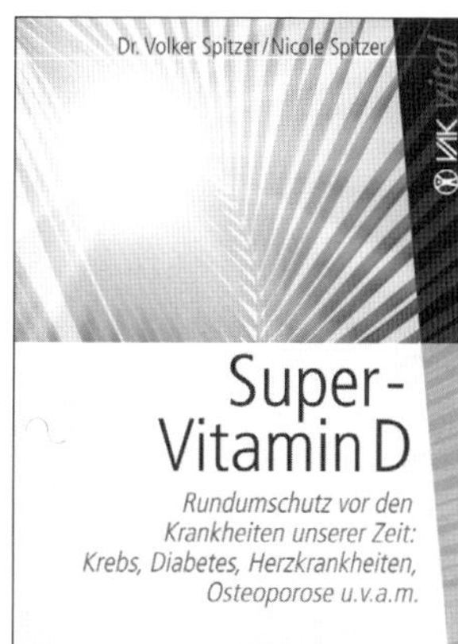

Abonnieren Sie unseren Newsletter (gratis): www.vakverlag.de